L'Estomac Biloculaire

PAR

Le Dr A. GUILLEMOT

ANCIEN INTERNE DES HÔPITAUX DE PARIS

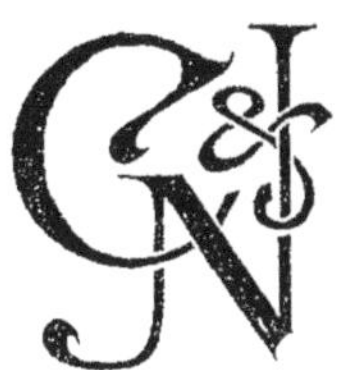

PARIS

GEORGES CARRÉ ET C. NAUD, ÉDITEURS

3, RUE RACINE, 3

1899

L'Estomac

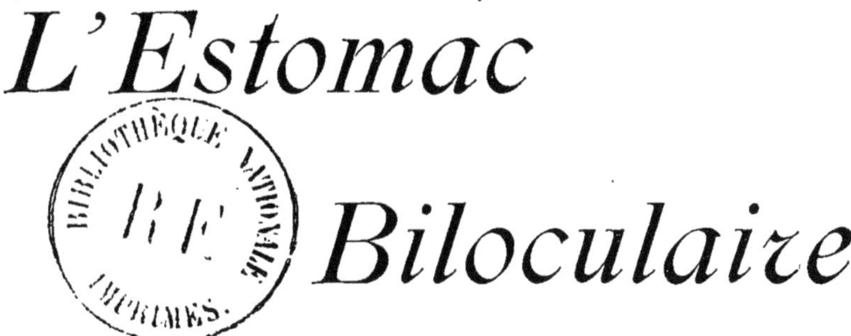

Biloculaire

PAR

Le Dr A. GUILLEMOT

ANCIEN INTERNE DES HÔPITAUX DE PARIS

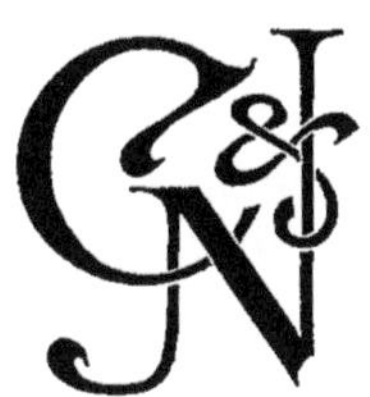

PARIS

GEORGES CARRÉ ET C. NAUD, ÉDITEURS

3, RUE RACINE, 3

—

1899

DU MÊME AUTEUR

Sur deux anciens et deux nouveaux cas de mycosis fongoïde. — En collaboration avec M. Hallopeau (*Société de dermatologie et de syphiligraphie*, 13 juin 1895).

Sur un cas de lupus érythémateux acnéique de forme destructive, avec suppurations folliculaires. — En collaboration avec M. Hallopeau (*Société de dermatologie et de syphiligraphie*, 11 juillet 1895.

Suppuration du diverticule de Meckel simulant l'appendicite. — En collaboration avec M. Picqué (*Congrès de chirurgie*, Paris, 22 octobre 1897).

Grossesse tubaire ancienne. Mort du fœtus. Hystérectomie vaginale. — En collaboration avec M. Chaput (*Société anatomique*, 1er juillet 1898).

Kyste épidermique d'origine traumatique du médius droit. — En collaboration avec M. Chaput (*Société anatomique*, 16 décembre 1898).

De la diverticulite (Inflammation du diverticule de Meckel). — En collaboration avec M. Picqué (*Bulletin médical*, 31 mai 1899).

En tête de ce travail nous voulons inscrire le nom de
notre excellent maître, le Dr CHAPUT, qui nous l'a ins-
piré. Tour à tour son bénévole, son externe et son
interne, nous avons toujours trouvé en lui le conseiller
sûr, le maître éminemment dévoué, et plus encore un
ami qu'un maître.

Nous n'avons garde d'oublier nos autres maîtres dans
les hôpitaux ; nous avons reçu d'eux tous un très bon
accueil et ils nous ont témoigné un intérêt dont nous
aimons à nous souvenir.

Et ce n'est pas ici, en quelques lignes, que nous pensons pouvoir nous acquitter des dettes de reconnaissance
que nous avons contractées envers eux. Mais chacun
d'eux sait bien l'étendue de cette reconnaissance et de
notre attachement.

Nous avons été pendant deux mois l'interne du
Dr DESPRÉS, et nous avons pu apprécier ses rares qualités
cliniques.

Nous n'oublierons jamais le chirurgien que fut notre
très regretté maître TERRILLON, qui, à un sens clinique
très affiné, joignait une dextérité opératoire de premier
ordre. Et ce qui nous est encore plus précieux, c'est le
souvenir de ses bontés pour nous,

Nous adressons nos respectueux remerciements à

M. le Pr BERGER, qui a bien voulu nous faire l'honneur de présider notre thèse.

A nos maîtres d'externat : MM. GUYOT, GAILLARD-LACOMBE, Hip. MARTIN, BUCQUOY.

A nos maîtres d'internat provisoire : MM. SIREDEY, CHANTEMESSE, WIDAL, MÉNÉTRIER, ŒTTINGER, HALLOPEAU.

A nos maîtres d'internat : MM. RICARD, POIRIER, CAMPENON, PORAK, PICQUÉ, GUILLEMAIN, CHAPUT.

INTRODUCTION

Par estomac biloculaire il faut entendre une déformation permanente de l'estomac, congénitale ou acquise,
consistant dans le rétrécissement d'une de ses portions,
de telle sorte que la cavité gastrique se compose de deux
loges, plus ou moins bien dessinées.

Cette définition élimine les biloculations temporaires,
disparaissant avec la réplétion de l'estomac ou par son
insufflation. L'estomac biloculaire est dû à un rétrécissement médio-gastrique, et, comme pour tous les autres
rétrécissements, la diminution de calibre doit être permanente.

L'estomac biloculaire a encore reçu les noms d'estomac en sablier, d'estomac en bissac. Les Anglais l'appel-
lent hour glass contracted stomach ou simplement hour
glass stomach ; les Allemands, Sanduhrmagen ou bilo-
culärer Magen ; les Italiens, stomaco a clepsidra ou stomaco a bisaccia.

Les premiers cas connus auraient été décrits au
commencement du xviiie siècle par Morgagni, par
Amyand et par Heister. Le premier travail d'ensemble

paru sur ce sujet en France est dû à M. Chabrié (*Thèse,* Toulouse, 1894), qui s'occupe principalement de la pathogénie. En 1896, M. Perret (*Thèse,* Lyon), étudie la question avec beaucoup de détails et publie un grand nombre d'observations anatomiques et 10 observations cliniques, où l'on est intervenu chirurgicalement (ce sont les premiers cas opérés). En 1897, M. Marion (De l'intervention chirurgicale dans le cours et les suites de l'ulcère simple de l'estomac, *Thèse,* Paris) reprend la question au point de vue chirurgical et publie 2 nouveaux cas suivis d'opération. Cette année, M. Salvatore Catellani, assistant du Pr Tricomi, à la clinique chirurgicale de Padoue, fait paraître un intéressant article dans la *Riforma medica* (24, 25 et 26 janvier 1899); nous nous en inspirerons à plus d'une reprise.

Citons les travaux allemands de Wölfler et de Hirsch (1895).

Nous avons pu réunir 7 nouvelles observations de cas opérés, et trouver mentionnés 8 autres cas, dont il ne nous a pas été possible de nous procurer les observations. Cela fait donc 15 nouveaux cas opérés.

Nul doute qu'avec la fréquence croissante des interventions chirurgicales sur l'estomac, les cas ne se multiplient assez rapidement dans l'avenir. L'estomac biloculaire vrai n'est certainement pas très rare. « L'estomac en bissac non congénital, dit Eiselsberg, me paraît beaucoup plus fréquent qu'on ne le croit généralement, puisque je l'ai observé 7 fois dans 150 interventions sur ce viscère. »

PATHOGÉNIE

Nous distinguerons deux grandes classes d'estomacs biloculaires : les estomacs biloculaires congénitaux et les estomacs biloculaires acquis, ceux-ci étant notablement plus fréquents que ceux-là.

Plusieurs auteurs ont nié l'existence d'estomacs biloculaires congénitaux. Leur principal argument réside dans ce qu'on n'aurait jamais rencontré cette déformation dans les autopsies d'embryon, de nouveau-nés ou d'enfants.

Mais dans plusieurs observations anatomiques d'estomacs biloculaires, la déformation a été constatée par hasard à l'autopsie, alors que le sujet n'avait présenté pendant la vie aucun trouble morbide du côté de l'estomac. Dans d'autres cas, on n'a noté aucune lésion de l'estomac, dont les parois ont été trouvées normales dans toute leur étendue ; le rétrécissement dans ces cas n'offrait pas l'aspect caractéristique qu'on rencontre dans ceux qui sont le résultat de la cicatrisation d'un ulcère et qui ressemblent en tous points à celui des rétrécissements pyloriques cicatriciels (épaississement, sclérose, adhérences). Hochenegg (voir l'observation) signale l'existence d'un faisceau musculaire longitudinal anormal, situé à la face postérieure de l'estomac et Saake (Virchow's Archiv, 1893) celle de deux énormes faisceaux musculaires qui se croisaient obliquement à la face postérieure de l'estomac. Carrington (Transact path. Soc. London, 1882) a rencontré une anomalie artérielle : une artère du volume de la radiale pénètre dans l'estomac, à un pouce environ du rétrécissement, du côté du cardia.

Dans une observation de Stoker (*Medical Press and circular*, 1869), les artères gastrique et pylorique avaient bien leur trajet habituel, mais aucune d'elles n'arrivait jusqu'au rétrécissement, elles s'arrêtaient court sans s'anastomoser, tandis que les gastro-épiploïques droite et gauche s'anastomosaient librement au niveau du rétrécissement. Dans une observation de Roger Williams (*Journal of Anatomy and Physiology*, vol. XVII), les anses vasculaires étaient interrompues et chaque portion de l'estomac avait une circulation propre ; le plus grand nombre de ces artères étaient disposées vers les orifices, et les branches terminales, en approchant de l'étranglement, disparaissaient : la seule communication entre les deux systèmes artériels était constituée par quelques branches extrêmement fines. Hudson (*Trans. path. Soc. London*, nov. 1886), signale la coexistence d'une anomalie du lobe gauche du foie. Enfin, d'après Salvatore Catellani, il y aurait des cas où l'hérédité de la déformation gastrique serait nette.

Toutes ces raisons font qu'il nous paraît impossible de rejeter l'existence des formes congénitales.

Reste à expliquer leur cause. Plusieurs hypothèses ont été émises, qui, pour séduisantes qu'elles soient, n'en demeurent pas moins problématiques.

On a cherché l'explication de l'anomalie dans la série animale (Testut, White, etc.). Certains animaux présentent normalement un estomac biloculaire : le porc (M. Larger, *Thèse,* Strasbourg, 1870), le cheval (M. Larger, communication orale), le tapir (Cuvier) et principalement les rongeurs (Cuvier, Gegenbaur). Les ruminants, les tylopodes et les cétacés présentent même un estomac composé (Gegenbaur).

L'estomac biloculaire congénital serait une anomalie de régression. Mais Salvatore Catellani fait observer à ce propos qu'on n'a jamais trouvé d'estomac biloculaire chez les singes supérieurs. Le même auteur explique l'anomalie congénitale de la façon suivante : « Après la 3ᵉ et, selon quelques-uns, après la 4ᵉ semaine, quand commence la différenciation de l'estomac par une dilatation fusiforme d'une portion de l'intestin primitif un peu au-dessous de la portion respiratoire du tube digestif, j'ai supposé que, par une cause encore inconnue, un petit segment de l'intestin primitif persistait en l'état. Alors au-dessus et au-dessous de ce segment se développerait l'estomac en deux cavités distinctes réunies par une portion rétrécie, qui, avec le développement ultérieur, pourrait tout au plus atteindre le calibre de l'intestin définitif; il aurait ainsi la forme classique de l'estomac biloculaire congénital. »

Il y aurait donc arrêt de développement partiel.

Pour d'autres, la forme congénitale serait sous la

dépendance de lésions de l'estomac du fœtus cicatrisées (ulcères, compression, brides péritonéales).

L'estomac biloculaire acquis a reçu diverses interprétations pathogéniques. On peut les ranger sous trois chefs : 1° théorie physiologique ; 2° théorie mécanique ; 3° théorie pathologique.

Nous ne citons la théorie physiologique que pour l'éliminer : l'estomac biloculaire serait dû à la contraction musculaire. Nous ne nions pas l'influence de cette contraction, on sait aujourd'hui qu'elle peut produire la biloculation de l'estomac, mais alors la déformation est passagère et non pas permanente. On sépare de même des vrais rétrécissements de l'urètre, de l'œsophage et du rectum, les faux rétrécissements par spasmes.

M. Larger qui a étudié avec grand soin la musculature de l'estomac chez l'homme et chez plusieurs animaux (chien, chat, porc) a retrouvé l'épaississement, plus ou moins marqué suivant les espèces, des fibres circulaires, auquel Ev. Home avait donné la dénomination de sphincter. Cet épaississement musculaire siège à l'union des portions pylorique et cardiaque, mais est plus rapproché du pylore ; c'est lui qui serait le point de départ des contractions stomacales et au moment de sa contraction, l'estomac serait nettement biloculaire.

Récemment, MM. Roux et Balthazard ont étudié le fonctionnement moteur de l'estomac à l'aide des rayons de Rœntgen (*Archives de physiologie*, 1897). Voici ce qu'ils ont constaté d'une façon très nette chez la grenouille et chez l'homme : « les ondes de contraction

naissent vers le milieu de la grande courbure ; la paroi
de l'estomac s'aplatit, se creuse d'un sillon léger à ce
niveau ; puis l'onde progresse, atteignant de nouvelles
fibres musculaires, tandis que les fibres précédentes se
relâchent. A mesure qu'elle s'approche du pylore, le
sillon qu'elle marque se creuse davantage, sur la grande
courbure comme sur la petite, si bien qu'à la fin l'estomac est divisé en deux parties inégales, la partie inférieure formant un antre prépylorique où les matières
sont tassées par l'onde qui progresse vers le pylore
toujours fermé. » Schnitzler (*Wiener medicinische Wochenschrift*, 9 avril 1898) a pu voir au cours d'une opération sur l'estomac une biloculation passagère, intermittente, produite par la contraction musculaire ; le
phénomène se passa trois fois sous les yeux de l'opéra-
teur, durant trois quarts de minute chaque fois ; on eut
ainsi l'explication de la tumeur que la palpation avait
fait sentir certains jours dans la région du pylore ; cette
tumeur, de la grosseur d'une orange, était produite par
la contraction de la région pylorique.

Cette biloculation physiologique expliquerait la fréquence relativement grande avec laquelle on rencontre
des estomacs biloculaires à l'amphithéâtre (3 fois sur 40,
F. Glénard) ; la mort aurait surpris l'estomac en systole,
ou bien il se produit un spasme agonique semblable
à ceux que l'on rencontre sur l'intestin, gros ou grêle.
Mais dans ces cas l'insufflation de l'estomac fait disparaître la biloculation ; quelquefois il faut une insufflation
forte, l'anneau résistant à une insufflation modérée. Dans
un cas de Fromont (*Thèse*, Lille, 1890), ce n'est même

qu'après libération de l'estomac de ses connexions que l'insufflation put lui rendre sa forme primitive.

La théorie mécanique a trouvé plusieurs partisans, Morgagni, Sœmmering, Rasmüssen, Trolard, Fromont, Chapotot (*Thèse*, Lyon, 1892), Charpy, etc. Elle a été défendue par M. Chabrié, qui apporte 28 observations anatomiques, dont 10 personnelles. D'après cet auteur, quelquefois la constriction est exercée par le ligament suspenseur du foie (1 cas) ou par le rebord du lobe gauche du foie (2 cas), mais dans la très grande majorité des cas (25), ce sont les côtes gauches (ou une des côtes) qui viennent comprimer l'estomac ; cette compression « provoque une contracture d'abord, plus tard un raccourcissement réel. » La biloculation favoriserait à son tour le développement de l'ulcère « l'ulcère paraissant être souvent l'effet et non la cause de la déformation. » Rasmüssen fait observer que pour les cas où l'ulcère est superficiel et n'intéresse que la muqueuse, l'hypothèse que son origine est consécutive à une nécrose par pression paraît la plus probable. M. Chabrié dit que le plus souvent le sillon de biloculation correspond au rebord costal, on peut même trouver l'empreinte de plusieurs côtes ; le sillon de l'estomac se prolonge parfois sur les deux lobes du foie.

L'insufflation a été pratiquée dans la plupart de ses observations, et la déformation stomacale persistait, au moins en partie, malgré elle. La compression peut s'exercer chez l'homme par le gilet, la ceinture, mais elle est infiniment plus fréquente chez la femme, où le corset doit presque toujours être mis en cause. « Ainsi s'explique, dit M. Chabrié, l'absence de la biloculation chez les enfants, sa grande fréquence chez la femme, sa coïncidence avec des déformations du thorax et du foie, et le prolapsus de ce dernier organe, ainsi que des reins et de l'intestin grêle. »

Mais si la compression du corset était la cause ordinaire de l'estomac biloculaire, comme le fait remarquer Luton (Dict. Jaccoud), « cette disposition existerait chez presque toutes les femmes ; ce qui est bien loin de la réalité. »

« Personnellement, dit M. Perret, sur un certain nombre de sujets présentant des signes de constriction de la taille ou ayant des foies hypertrophiés, j'ai constaté que la loge de l'estomac se trouvait modifiée dans ses dimensions et sa forme, surtout quand la constriction portait au milieu du foie. L'estomac s'étrangle en son milieu, mais cet étranglement n'était jamais très étroit et il disparaissait à peu près totalement aussitôt qu'on enlevait l'estomac de l'abdomen. »

Dans le plus grand nombre des descriptions anatomiques ou cliniques on trouve mentionnée l'existence de l'ulcère ; or, nous ne pouvons admettre avec M. Chabrié que cet ulcère soit le résultat de la déformation ; s'il en était ainsi, le pylore, véritable rétrécissement anatomique et physiologique, devrait causer très fréquemment l'ulcère, dont l'absence serait l'exception. Pour n'être pas encore complètement élucidée, la pathogénie de l'ulcère est mieux connue, et l'origine mécanique n'est plus admise.

Nous pensons donc que si la théorie mécanique peut

être admise, ce n'est que dans un nombre très restreint de cas.

La théorie pathologique a rallié la majorité des suffrages. Elle a pour défenseurs Langerhans, Bauermister, Schimdt-Monnard, von Eiselsberg, Brinton, F. Grünfeld, Doyen, Bouveret, Perret, Salvatore Catellani, Hochenegg, etc. Ces auteurs admettent que le plus souvent la biloculation résulte de la cicatrisation d'un ulcère simple de l'estomac. M. Bouveret étudie même l'estomac biloculaire parmi les complications de l'ulcère (Traité des maladies de l'estomac, 1893).

Dans quelques cas on a mis en cause des ulcérations syphilitiques (Rudnew, Saint-Pétersbourg, 1870), un corps étranger (Malescot et Huet, *Progrès médical*, 1881), un traumatisme (Potain, *Bull. de la Soc. anat.*, 1856), un épithélioma (Betz, Memorabilien aus Praxis, 1856 et Seymour, J. Sharkey, *Trans. Path. Soc. London*, 1884). von Hacker (*Wiener Klinische Wochenschrift*, 1895) rapporte un cas de rétrécissement de l'œsophage par substance caustique, où l'estomac a été rétréci circulairement en son milieu, par une cicatrice allant de la petite courbure près du cardia aux deux parois, mais cette cicatrice n'a pas occasionné un rétrécissement considérable.

D'après Grünfeld (Hosp. Tid., Copenhague, 1882), la cicatrisation de l'ulcère simple entraîne la forme en sablier dans 30 pour 100 des cas, mais dans 5 pour 100 des cas seulement le rétrécissement est très prononcé.

M. Chabrié, tout en admettant la possibilité de cette origine cicatricielle, la croit rare. Il dit qu'on observe souvent des ulcères de l'estomac ne donnant lieu à aucune cicatrice rétractile, et il cite un cas dans lequel une vaste cicatrice annulaire de la petite courbure ne s'accompagnait d'aucune trace de biloculation.

Mais les facteurs de la déformation sont multiples : en dehors de la cicatrisation de l'ulcère, il y a les adhérences aux organes voisins, déterminées par la périgastrite, qui sont très fréquentes et qui jouent certainement un rôle très important. Il y a aussi la torsion de la poche pylorique sur la cardiaque.

De plus, pour qu'un ulcère produise une cicatrice rétractile, il faut qu'il ait une évolution de longue durée, qu'il ne soit pas superficiel, mais étendu en profondeur et en surface. Son siège a également de l'influence.

D'après M. Perret, sur 37 cas, l'ulcère siégeait 13 fois sur la petite courbure, 2 fois sur la grande, 6 fois sur la paroi postérieure, 4 fois sur l'antérieure; son siège n'est pas noté dans les autres cas. L'ulcère de la grande courbure, très rare (2 fois sur 100 d'après Brinton) serait l'un des plus susceptibles de déterminer la forme en sablier. L'ulcère de la paroi postérieure, le plus fréquent (40 fois sur 100, Brinton) cause rarement la déformation. Ainsi s'expliquerait comment l'ulcère de l'estomac produit en somme exceptionnellement sa biloculation.

La clinique et l'anatomie pathologique plaident en faveur de l'origine cicatricielle de l'estomac biloculaire. Presque toujours on trouve dans les antécédents des malades les symptômes de la gastrite ulcéreuse, et le plus souvent cette gastrite est particulièrement tenace et évolue depuis des années.

L'anatomie pathologique nous met en présence de

faits très analogues à ceux qu'on rencontre dans les sténoses pyloriques d'origine cicatricielle. Le rétrécissement est formé de tissu fibreux, épais, il a contracté des adhérences avec le voisinage, on trouve sur la muqueuse des ulcérations cicatrisées ou en voie d'évolution. Les descriptions cliniques et anatomiques des sténoses pyloriques et des sténoses médio-gastriques pourraient en définitive presque se superposer, si bien que des erreurs de diagnostic ont été maintes fois commises, et que, même le ventre ouvert, l'erreur serait encore quelquefois possible, si l'on n'y regardait de très près.

Personne ne songe à contester les sténoses pyloriques d'origine cicatricielle. Pourquoi dès lors ne pas admettre une pathogénie identique pour l'estomac biloculaire? Il n'y a que le siège de l'ulcère et de la cicatrice consécutive qui diffère.

L'ulcère se retrouve dans presque tous les cas d'estomac biloculaire; dans la variété acquise, il doit être considéré comme sa cause prochaine.

Dans la plupart des cas l'estomac biloculaire a été trouvé chez la femme (49 fois sur 56, d'après M. Perret, c'est-à-dire 7 fois sur 8). 6 sur 7 des nouvelles observations que nous apportons ont trait à des femmes.

Le maximum de fréquence a lieu entre 25 et 50 ans.

Jusqu'à présent on n'en aurait rencontré aucun cas chez l'enfant.

Quant à la fréquence relative des formes acquises et des formes congénitales, elle serait de 49 pour 21 d'après M. Perret, de 89 pour 43 d'après M. Salvatore Catellani. Mais ce sont là des chiffres approximatifs; il est la plupart du temps difficile de se prononcer sur la forme du cas auquel on a affaire. D'après Hirsch au contraire (Virchow's Archiv., Bd CXL) la variété congénitale serait la plus fréquente.

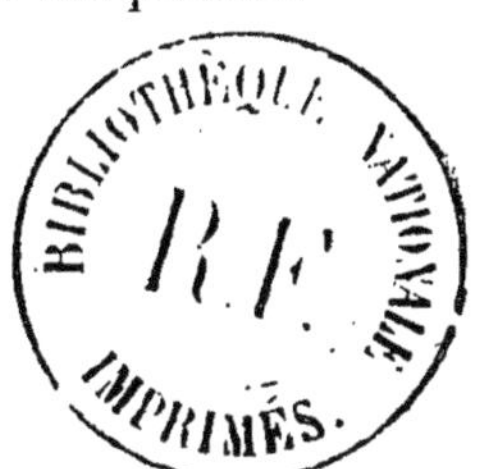

ANATOMIE PATHOLOGIQUE

Si l'on veut avoir des notions exactes sur un estomac biloculaire à l'amphithéâtre, il convient de l'étudier, d'abord en place, vide, puis rempli d'eau, puis insufflé après évacuation ; ce n'est qu'ensuite qu'on l'isolera de ses connexions et qu'on le détachera pour l'examiner sur la table. On l'incisera en dernier lieu.

Un estomac biloculaire apparaît formé de deux poches, séparées par un sillon ou par un véritable canal; on donne à la poche supérieure le nom de poche cardiaque et celui de pylorique à l'inférieure. Il présente quelquefois nettement l'aspect d'un sablier.

Le rétrécissement a un siège variable, mais le plus souvent il se trouve sur la partie moyenne de l'estomac, plus rapproché du pylore que du cardia.

Il se réduit quelquefois à un simple sillon, dit sillon de biloculation, et qui occupe toute la circonférence de l'estomac ou seulement une partie de cette circonférence. Plus généralement, le rétrécissement représente un canal, mais un canal court (3 à 4 centimètres en moyenne, d'après M. Chabrié, souvent moins), cylindrique, tubulaire ou irrégulier, présentant des parois blanchâtres, épaisses, fibreuses ; il peut être formé aux dépens de la petite et de la grande courbure et des deux faces de l'estomac, quelquefois il l'est seulement aux dépens de la grande courbure et de la portion voisine des deux faces, plus rarement aux dépens de la petite courbure (observations de Doyen, de Karl Schwarz); il représente alors une échancrure plus ou moins profonde. La direction générale du rétrécissement est perpendiculaire au grand axe de l'estomac. Dans quelques cas, à côté du sillon principal, on rencontre d'autres sillons plus petits ou plutôt des échancrures.

Quant au degré du rétrécissement, il varie dans des limites très grandes : parfois peu prononcé, de façon à réduire de moitié seulement le calibre de l'estomac, il admet avec peine dans d'autres cas le petit doigt, un crayon, une petite baguette de verre. Les rétrécissements moyens laissent passer un ou deux doigts. James Steven (in thèse Perret) rapporte un cas où le rétrécissement était si accentué que les liquides versés dans la cavité supérieure ne traversaient pas pour gagner la cavité inférieure.

Au niveau du rétrécissement, les différentes couches de l'estomac peuvent présenter une structure normale, cela n'a évidemment lieu que dans les formes congénitales. R. Sievers (*Finska läkaresällskapets Handlingar,* avril 1898) en cite précisément un cas, où l'estomac était divisé par le milieu en deux parties d'égale grandeur : « un examen de la partie rétrécie montre qu'elle est parfaitement normale, on ne peut découvrir nulle part aucun trouble pathologique ; à l'examen microscopique on trouve que toutes les couches de la partie rétrécie, de la muqueuse à la séreuse, sont formées de tissus sains et normaux. » Il y avait dans la poche pylorique, vers la petite courbure et à 1 centimètre du rétrécissement un ulcère perforé.

Plus souvent, le rétrécissement est formé de tissu cicatriciel, ainsi qu'en témoignent les observations. D'après M. Chabrié, l'épaississement des parois à ce niveau est dû aux fibres musculaires. R. Maier (Virchow's Archiv, CII) aurait rencontré une véritable sphincter (variété congénitale). Ordinairement, l'épaississement est dû à la sclérose ; nous regrettons de ne pas pouvoir fournir de coupe histologique des parois du rétrécissement dans ces cas, nous n'avons pu en trouver dans aucune observation.

L'adhérence du rétrécissement aux organes voisins est la règle ; elle se fait, par ordre de fréquence décroissante, au lobe gauche du foie, à la paroi abdominale antérieure, au pancréas ; on a noté aussi l'adhérence au côlon transverse, aux grand et petit épiploons, à la rate, au diaphragme, au duodénum.

La muqueuse peut être saine, mais elle présente plus souvent des ulcérations, cicatrisées ou en voie d'évolution, ulcérations qui restent limitées au rétrécissement ou se prolongent dans les deux poches ou dans l'une d'elles seulement. Il n'est pas rare d'observer des ulcérations cicatrisées à côté d'autres en pleine évolution. Le revêtement muqueux peut manquer et être remplacé par du tissu fibreux (Paganucci, Gazz. med. Ital. Toscana, 29 avril 1856). Signalons enfin l'existence de replis de la muqueuse, qui, parallèles entre eux dans le canal rétréci, divergent dans les deux poches en rayonnant; nous les avons retrouvés dans plusieurs observations.

Les poches cardiaque et pylorique ont des dimensions respectives variables. Si la biloculation se produit à la partie moyenne de l'estomac, elles ont des dimensions sensiblement égales, au début au moins. Si la biloculation siège plus près du pylore que du cardia, la poche cardiaque l'emporte sur la pylorique, et inversement, quoiqu'il soit rare que la poche pylorique soit la plus volumineuse. Dans la plupart des cas, la poche cardiaque est la plus grande ; car, même lorsque les deux poches sont primitivement égales, si le rétrécissement est prononcé, il arrive que, par suite du travail qu'elle doit fournir, la poche cardiaque, après s'être hypertrophiée, se dilate, en gardant ou en perdant l'hypertrophie de ses parois. Dans quelques observations, on signale l'hypertrophie des parois de la poche pylorique et l'atrophie de celles de la poche cardiaque. La poche pylorique aussi peut être dilatée (cicatrice développée sur un estomac dilaté antérieurement, troubles trophiques, sténose du pylore ou du duodénum, d'après M. Perret), mais plus rarement.

Quant aux dimensions absolues des deux poches, nous n'essaierons pas d'en donner des chiffres ; ils sont sujets à trop de variations. M. Chabrié prétend que les estomacs en sablier sont généralement petits.

La forme des poches n'est pas non plus toujours la même. Ordinairement, la poche cardiaque est plus ou moins globuleuse, quelquefois piriforme, la poche pylorique elliptique, ou en forme de croissant. Mais cette dernière peut être à peu près cylindrique, offrant l'aspect et même les dimensions de l'intestin grêle, comme nous avons pu le constater dans un dessin original communiqué par M. Tuffier. Dans ce cas, si l'on n'y prenait garde, on pourrait confondre le rétrécissement gastrique avec le pylore et la poche pylorique avec la 1re portion du duodénum ; il sera donc nécessaire de rechercher avec soin le pylore.

Les deux poches peuvent se trouver dans le prolongement l'une de l'autre ; ou bien la poche cardiaque ayant une direction sensiblement verticale et la pylorique une direction horizontale, elles forment entre elles un angle obtus ou droit. On rencontre aussi la torsion de la poche pylorique qui se fait généralement en arrière et en bas autour du rétrécissement comme pivot, et qui contribue à rétrécir encore le canal de communication. Dans une observation de Saake (déjà citée) la poche pylorique a subi une torsion telle que le pylore se trouve à droite et en arrière du cardia. Dans l'observation de MM. Jaboulay et Bouveret (*Archives provinciales de chirurgie,* oct. 1896), « les faces antérieures des deux poches sont soudées l'une à l'autre par des adhérences, en sorte que les deux parois accolées font dans la cavité gastrique une saillie prononcée, disposition qui doit, surtout pendant la réplétion de la poche supérieure, rendre plus difficiles encore les communications des deux portions de l'estomac. »

Les poches gastriques peuvent aussi présenter des adhérences, quoique moins fréquemment que le rétrécissement. Cependant, il n'est pas exceptionnel que la poche cardiaque adhère à la face inférieure du lobe gauche du foie, qui la masque ainsi ; elle peut d'ailleurs être cachée par le foie sans lui être adhérente. Les adhérences des poches peuvent se faire aussi avec la paroi abdominale antérieure, avec le diaphragme, avec l'épiploon gastro-hépatique, etc. Ces adhérences sont quelquefois assez fortes pour être difficilement rompues.

Si les adhérences se font à une portion du tube intestinal, il peut en résulter des fistules. C'est ainsi que dans l'observation de James Stevens (*Glascow med. Journal*, 1868) il y avait une fistule gastro-côlique ; il existait sur la poche cardiaque, près de la petite courbure, une ouverture ovale de 3/4 de pouces environ qui la faisait communiquer avec la paroi postérieure du côlon transverse, entouré d'adhérences très solides ; l'intestin était atrophié du duodénum au milieu du côlon transverse ; les lavements alimentaires donnés à la malade à l'hôpital avaient été vomis.

Odmann rapporte un fait (*Nordischt med.* Arch. Bd 2, n° 20), où il y avait une communication entre l'estomac et le duodénum, au niveau du rétrécissement.

La muqueuse des poches peut présenter un ou plusieurs ulcères, à des périodes souvent différentes de leur évolution ; ces ulcères sont indépendants du rétrécissement ou s'étendent jusqu'à lui ; ils existent aussi bien dans la poche pylorique que dans la cardiaque et seraient aussi fréquents dans l'une que dans l'autre ; on les rencontrerait généralement dans les deux poches.

Dans l'observation de M. Chaput, l'examen du frag-

ment excisé a présenté les lésions d'une gastrite irritative superficielle, chronique ; les glandes sont très
abondamment pourvues d'éléments sécréteurs (Voir l'observation).

Il serait possible de différencier les deux variétés
d'estomac biloculaire. Voici quels seraient les caractères
propres à chacune d'elles d'après M. Salvatore Catellani :

« Dans la variété congénitale, le rétrécissement atteint
généralement un degré beaucoup plus notable que dans
la forme acquise, l'étendue de la portion rétrécie est plus
grande, les signes d'ulcération peuvent manquer, les tissus au niveau de la région rétrécie ne sont pas cicatriciels, la surface péritonéale ne présente pas d'adhérences
avec les organes voisins et avec les parois abdominales,
il peut coexister une anomalie dans la distribution artérielle, on peut trouver des déformations concomitantes
dans d'autres organes abdominaux, on peut rencontrer
la même forme chez les descendants. Dans les formes
acquises au contraire on trouve un rétrécissement plus
court et moins serré, d'épaissés cicatrices sur la muqueuse ou des ulcérations en évolution ; la surface péritonéale plus ou moins adhérente aux autres organes voisins et aux parois du ventre. »

D'après M. Perret, dans les formes congénitales, le
rétrécissement est tubulaire, régulier, et il siège plus
près du cardia que du pylore.

Mais, d'après Hochenegg, au contraire, et c'est,
croyons-nous, l'expression de la vérité, le rétrécissement
congénital résiderait fréquemment au point que Home,
Henle, Cruveilhier ont reconnu depuis longtemps comme

le siège d'un rétrécissement physiologique, c'est-à-dire à l'union de l'antre pylorique et de la cavité gastrique proprement dite.

D'après Fœrter (anatomie de Poirier), dans les variétés congénitales, l'étranglement pourrait déterminer dans la cavité gastrique une valvule.

En résumé, pour nous, ce qui distinguera anatomiquement la variété congénitale, c'est l'étroitesse et surtout la longueur du rétrécissement, sa forme tubulaire, régulière, des parois souples, normales.

Signalons la coexistence possible, avec un estomac biloculaire, d'un rétrécissement pylorique (observations de Brinton et de von Hacker, in *Thèse* Perret), d'une sténose duodénale (observation de Reiche, 1890, in *Thèse* Perret). « Dans le tissu cicatriciel, il y a aussi un morceau de la portion descendante du duodénum, éloignée de 10 centimètres du pylore, tirée en dedans et fortement fixée. Le pylore se distingue à peine de l'estomac à cause de l'anneau musculaire insuffisant. Le duodénum distendu, réduit sur lui-même après l'adhérence de la cicatrice, forme un sac unique avec la partie inférieure de l'estomac. La sténose duodénale laisse passer le petit doigt avec difficulté. L'ampoule de Vater est située du côté gastrique de la sténose. »

Citons pour mémoire les lésions concomitantes décrites par M. Chabrié, et qui relèvent de la cause, productrice pour lui, de l'estomac biloculaire, la constriction thoracique : un sillon thoracique transversal, le relèvement du rebord costal, la mobilité anormale du thorax inférieur sur le supérieur, l'étroitesse de l'angle xiphoïdien, un ou plusieurs sillons de la face supérieure du foie, et la ptose des différents viscères abdominaux, foie, intestin grêle, côlon transverse, reins.

SYMPTOMES ET DIAGNOSTIC

L'estomac biloculaire peut ne donner lieu à aucun symptôme, plusieurs fois il a été une découverte d'autopsie, mais cela est l'exception et ne se rencontre évidemment que dans certains cas congénitaux.

Le plus souvent, l'attention est attirée du côté de l'estomac par tout ·un cortège de symptômes, fonctionnels et physiques, qui, s'ils ne permettent pas toujours un diagnostic précis, font au moins que la lésion gastrique ne passe pas inaperçue.

Nous ne séparerons pas dans l'étude des symptômes la variété congénitale de la variété acquise. Nous pensons que, pour qu'un estomac biloculaire congénital, jusque-là bien supporté, se manifeste par des troubles morbides, il faut qu'il soit le siège de lésions inflammatoires, simples ou ulcéreuses, qui, peut-être en provoquant un spasme réflexe, augmentent le degré du rétrécissement inoffensif jusqu'alors. Disons cependant pour n'y plus revenir, qu'il est peut-être possible que, dans certains cas congénitaux, la gêne mécanique soit la première manifestation (pesanteur, tension épigastrique, vomissements alimentaires ; voir l'observation de Hoche-

negg). Les observations sont encore trop peu nombreuses
pour être concluantes à cet égard.

Généralement, on peut distinguer deux phases dans
l'histoire clinique de l'estomac biloculaire, une première
phase pour ainsi dire de préparation de la lésion, où les
symptômes, qui n'ont et ne peuvent rien avoir de patho-
gnomonique, sont ceux des gastrites ulcéreuses ; une seconde phase où la lésion est établie, définitive, et où
l'on rencontre des symptômes de sténose gastrique très
analogues à ceux des sténoses pyloriques. La transition
se fait peu à peu, lentement, progressivement d'une
phase à l'autre, et, l'esprit mis en éveil, le médecin pourrait sans doute, dans certains cas, assister à l'évolution
de la lésion et la prévoir, sinon la prévenir.

La première période, avons-nous dit, est caractérisée
par les symptômes de la gastrite ulcéreuse. Qu'on lise
un certain nombre d'observations d'estomac biloculaire,
voici ce qu'on trouvera, avec des variations nombreuses
dans les détails, mais toujours avec les mêmes traits
principaux :

La malade, car c'est généralement une femme et
une femme adulte, souffre de l'estomac depuis des mois
ou des années, depuis sa jeunesse souvent ; particulièrement au moment des digestions, qui sont laborieuses ;
l'ingestion des aliments calme parfois momentanément
les douleurs, qui réapparaissent plus vives ensuite ;
d'autres fois, les crises douloureuses n'ont aucun rapport
avec les repas, elles surviennent plusieurs fois dans la
journée, durent une heure, deux heures ou plus. Ces
douleurs sont localisées à l'épigastre, quelquefois en un

point très limité, elles ont des irradiations vers la poitrine et le dos.

Il y a des vomissements alimentaires, quotidiens ou espacés, qui peuvent apporter un soulagement passager aux douleurs. Il y a aussi des vomissements muqueux ou bilieux.

Les vomissements et les douleurs sont dans certains cas heureusement influencés par le décubitus horizontal prolongé, qui n'amène aucune modification dans d'autres. Il y a des malades qui, pour diminuer leurs souffrances, prennent des positions bizarres, incurvant fortement le tronc en avant, se mettant la tête et le thorax en bas (cas de Hirsch rapporté par Hochenegg).

A une période de leur affection, les malades ont eu une ou plusieurs hématémèses, avec ou sans mélæna. Le sang vomi est rouge ou noirâtre, d'abondance très variable.

La constipation est la règle, mais il peut survenir des crises diarrhéiques.

Une soif extrêmement vive est souvent notée.

La palpation est douloureuse en un point limité de la région épigastrique.

Vient-on à faire l'examen du suc gastrique ? On trouvera presque à coup sûr de l'hyperchlorhydrie.

L'état général ne tarde pas à être atteint ; les malades, pour ne pas souffrir et ne pas vomir, restreignent d'elles-mêmes leur alimentation, elles ne tardent pas à maigrir, leur teint pâlit ou même jaunit.

Quelquefois spontanément, quelquefois sous l'influence du traitement, la guérison survient, définitive en apparence ; mais l'illusion n'est pas de longue durée, et la récidive apparaît, entraînant une aggravation de l'état de la malade.

Il peut y avoir ainsi plusieurs périodes d'accalmie, s'intercalant à des périodes de recrudescence morbide ; ou bien tout d'un trait, mais avec une durée qui se compte quelquefois par années, la maladie s'achemine vers la phase de sténose médio-gastrique, à laquelle sont propres les signes physiques que nous allons maintenant étudier, et qui ont une réelle valeur diagnostique.

Les signes fonctionnels sont à peu près les mêmes qu'à la période précédente : gastralgie, dyspepsie, intolérance gastrique, vomissements, hématémèses. Mais un fait très important, capital est la stase gastrique, qu'on décèle d'une façon sûre par le lavage de l'estomac. Cette stase ne provient pas seulement du rétrécissement ; le défaut de tonicité musculaire, les adhérences y ont leur part.

Citons deux particularités propres aux vomissements alimentaires de cette période (observations de Jaboulay-Bouveret, de Hochenegg) : il y a dans les vomissements des aliments ingérés 2, 3 ou 4 jours auparavant. On aurait observé aussi des vomissements électifs (F. Glénard), mais M. Perret ne les a retrouvés dans aucune des nombreuses observations qu'il rapporte.

L'inspection donne peu de renseignements. On constatera la pâleur des téguments, un amaigrissement souvent considérable. Les parois abdominales sont émaciées et flasques.

On peut observer, après l'ingestion d'aliments, des

contractions péristaltiques (observation de Jaboulay-Bouveret).

La poche cardiaque peut en se remplissant se distendre assez pour soulever la paroi abdominale, surtout
si elle lui est adhérente ; on la voit grossir peu à peu,
puis disparaître à la suite d'un vomissement.

La palpation ne peut pas toujours être pratiquée
d'une façon convenable ; elle est souvent douloureuse,
quelquefois au point de s'opposer à toute exploration.

Par le clapotage, on pourra reconnaître la limite inférieure de l'estomac, mais il y a ici un phénomène très
particulier, dont nous reparlerons plus loin avec l'insufflation.

Par la palpation, on sentira quelquefois, à la période
de digestion, l'estomac contracturé. Et, chose singulière,
contradictoire en apparence, cet estomac peut n'être pas
dilaté, et pourtant il y a les signes fonctionnels d'une
sténose pylorique !

Parfois, enfin, la palpation fait sentir une tumeur,
que l'on trouvera sur la ligne médiane ou à gauche de
celle-ci, exceptionnellement à droite, fait important ;
l'existence de cette tumeur qui est signalée dans
plusieurs observations (Carle et Fantino, Salvatore
Catellani, etc.), peut faire croire à un cancer, jointe aux
symptômes fonctionnels et généraux ; la tumeur est-elle
produite par le canal fibreux lui-même, par les adhérences ? Est-elle due à un spasme ? Sa pathogénie n'est certainement pas univoque. Dans l'observation de Carle et
Fantino, elle disparaissait avec la distension de l'estomac.

Il se pourrait *a priori* qu'une percussion très minutieuse fit reconnaître la présence de deux foyers distincts de sonorité stomacale ; mais le fait n'a pas été signalé. La pression brusque de la paroi abdominale dans la région sous-ombilicale faisait naître des ondulations péristaltiques qui allaient s'éteindre dans l'hypocondre droit (Bouveret).

L'auscultation a fait entendre un bruit de glou-glou. C'est ainsi que nous lisons dans une observation de Betz : « Je fis l'auscultation d'un malade qui avait une affection de l'estomac. A chaque inspiration on entendait un bruit de glou-glou intense, comme si de l'air passait d'une petite cavité dans une plus grande ; et à chaque expiration il semblait que le gaz repassait dans une plus petite cavité. J'eus la sensation qu'il s'agissait d'une communication d'une cavité plus petite dans une plus grande, mais j'hésitai entre une fistule entre le côlon transverse et l'estomac et une stricture de l'estomac. » Il s'agissait d'un estomac rétréci par un néoplasme. Dans l'observation de MM. Jaboulay et Bouveret : « le stéthoscope, appliqué au niveau même du point rétréci, permet d'entendre, pendant la distension de l'estomac, une série de bruits bullaires donnant bien l'impression du passage brusque d'un peu de liquide et de gaz dans une cavité spacieuse. »

Des signes très importants sont fournis par le lavage de l'estomac.

Et d'abord, la stase alimentaire, qu'on constatera par le lavage de l'estomac à jeun. Il est inutile d'insister de nouveau sur la très grande valeur de ce signe.

Le suivant est également précieux : quelquefois, après

avoir introduit du liquide avec la sonde, on ne réussit pas à évacuer tout ce liquide, le siphon n'ayant pas cessé d'être amorcé ; le résultat est le même, malgré l'usage de la pompe stomacale. Et cependant, on peut encore percevoir du clapotage. C'est que le liquide s'est évacué dans la poche pylorique.

Le lavage peut encore fournir un autre signe de présomption, signalé dans plusieurs observations : le liquide ressort d'abord sale, mais peu à peu il ressort plus clair, puis propre, et l'on croit l'évacuation terminée, lorsque soudain, spontanément ou sous l'influence d'un effort du malade, le liquide apparaît sale et mélangé de résidus alimentaires.

Les signes que nous venons d'énumérer pourront mettre sur la voie du diagnostic, mais ils ne sont pas pathognomoniques, car ils se rencontrent ailleurs que dans l'estomac biloculaire.

C'est ainsi que le bruit de glou-glou est très fréquent dans la constriction du corset (Chapotot, l'estomac et le corset, *Thèse*, Lyon, 1892), il se produit à chaque mouvement inspiratoire ; mais, s'il y a de la dyspepsie, il n'y a pas de stase alimentaire.

Le bruit de glou-glou se produirait également dans les cas de fistule gastro-côlique ou gastro-duodénale.

La persistance du clapotage malgré l'évacuation d'une partie de l'eau de lavage avec impossibilité d'évacuation complète peut exister dans la dilatation de l'estomac. « On sait, dit Bouveret, qu'il est extrêmement difficile, sinon impossible, de vider entièrement un estomac avec la sonde et même avec la pompe. »

Guillemot.   3

Quant au second phénomène du lavage, la brusque apparition de résidus alimentaires dans le liquide, « il pourrait appartenir aussi aux cas de périgastrite communiquant avec la cavité gastrique, et, à des degrés divers, on le constate encore dans les cas de simple dilatation de l'estomac. » (Bouveret.) « Il pourrait succéder aussi, dit Salvatore Catellani, aux formes de sténose du duodénum ou de la première portion du jéjunum, qui donneraient lieu à une régurgitation dans l'estomac, mais les symptômes qui permettraient de différencier d'une façon sûre ces deux dernières affections seraient la couleur du vomissement ou du liquide de lavage, qui, dans ces cas, auraient pris une teinte vert émeraude par la présence de la bile et son mélange avec le suc gastrique, et, dans quelques cas, la présence du suc pancréatique, symptômes qui manquent dans les cas d'estomac biloculaire. »

Le seul procédé d'exploration qui permettra souvent, non toujours, de faire le diagnostic, est l'insufflation de l'estomac.

L'insufflation sera pratiquée par les moyens ordinaires (sonde et poire ; ou ingestion de bicarbonate de soude et d'acide tartrique).

Deux cas peuvent se présenter, d'après M. Bouveret (*Lyon médical*, 2 février 1896) :

1° Ou bien l'orifice de communication reste béant ; 2° ou bien il se ferme plus ou moins complètement, sous l'influence de l'insufflation et ne permet que difficilement, ou ne permet plus du tout le passage des gaz et des liquides de la poche supérieure dans la poche inférieure.

Dans le premier cas, étant donnée la minceur habituelle des parois abdominales des malades auxquels on a affaire, la vue pourra suffire pour faire le diagnostic, et l'estomac apparaîtra nettement biloculé. On aura des notions sur la situation, la forme, les dimensions des deux poches, la situation du rétrécissement. Si la vue était impuissante à donner des renseignements suffisamment précis, ceux-ci seraient complétés par la palpation, qui devra en tout cas les contrôler : la palpation renseignera jusqu'à un certain point sur la musculature ˌde l'estomac, et son degré de tonicité. La percussion fera constater la présence de deux zones de sonorité distinctes.

Mais, même lorsque l'orifice de communication reste béant pendant l'insufflation, des causes d'erreur sont possibles. La poche cardiaque, par exemple, peut être petite, adhérente, cachée sous le foie, et la poche pylorique seule perceptible ; ou bien la poche pylorique a des dimensions restreintes, analogues à celles du duodénum.

Dans le second cas, l'insufflation peut fermer ou restreindre l'orifice de communication des deux poches, lorsqu'il existe une valvule, ou lorsque, par suite de la torsion de la poche pylorique ou de l'accolement des deux poches, il existe au niveau du rétrécissement un éperon qui vient s'appliquer contre la paroi opposée de l'estomac. Voici quels seraient alors les éléments du diagnostic :

1° Le contraste entre les résultats de la palpation (clapotage) et ceux de l'insufflation, la palpation localisant la grande courbure plus ou moins au-dessous de l'ombilic, tandis que l'insufflation la fait apparaître beaucoup plus haut, au-dessus de l'ombilic, ou même immédiatement au-dessous des fausses côtes gauches. Le clapotage permanent au-dessous de l'ombilic se passe dans la poche pylorique ; s'il y avait en même temps du clapotage dans la poche cardiaque, l'insufflation (il en serait de même avec la distension aqueuse), fait disparaître ce clapotage, tandis qu'elle ne modifie pas celui de la poche pylorique, où les gaz n'ont pas accès. Ici cependant, il faut signaler une cause d'erreur, produite par la dilatation d'une portion du côlon transverse voisine de l'estomac et adhérente à lui, et qu'on pourrait confondre avec une poche pylorique ; mais la distension du gros intestin par l'injection d'une quantité suffisante d'eau dissiperait les doutes.

2° Les petites dimensions de la cavité distendue par l'insufflation, ce qui ne concorde guère en général avec la notion de sténose du pylore, fournie par l'ensemble des symptômes.

3° La situation du point rétréci qui se trouve au niveau ou même à gauche de la ligne médiane, situation qui serait anormale pour le pylore, surtout s'il était sténosé.

L'insufflation pourrait en outre donner des présomptions pour les adhérences, en montrant la fixité de position de l'estomac, malgré sa distension. Elle procurera enfin des renseignements sur la position exacte du pylore et fera savoir s'il est ou non adhérent.

Tous ces signes sont souvent d'une recherche très délicate, et comme le fait observer M. Bouveret, il est bon de pratiquer l'insufflation de la cavité gastrique à plusieurs reprises.

Il y a du reste des contre-indications à cette insufflation : ce sont les hémorragies et d'une manière générale tous les phénomènes aigus. L'insufflation resterait d'ailleurs inutilisable lorsque les parois abdominales possèdent encore une notable quantité de tissu adipeux.

Dans un cas, Jaworski (*Wiener medicinische Presse,* 19 décembre 1897) a pu diagnostiquer par la diaphanoscopie un estomac biloculaire, qui avait été méconnu jusqu'alors. Il avait d'abord introduit le diaphanoscope jusqu'au niveau de l'arc costal gauche, alors était apparu un espace clair au niveau de l'espace semi-lunaire de Traube et au-dessous des fausses côtes gauches ; puis il fit progresser le diaphanoscope, qui franchit une résistance sans trop de difficulté, alors la tache claire supérieure disparut, et il en apparut une nouvelle qui s'étendait jusqu'à la symphyse, et qui était séparée de la première par une bande obscure, située au-dessus de l'ombilic ; enfin, le diaphanoscope fut ramené en haut jusqu'à cette bande obscure ; alors, les deux taches claires apparurent, la supérieure et l'inférieure, séparées par une bande obscure, large d'environ deux doigts. Ces phénomènes étaient encore plus nets quand l'estomac était distendu par des gaz. L'estomac était donc divisé en deux portions, une supérieure qui était manifeste aussi par la radioscopie et l'insufflation, une inférieure, située au dessous de l'ombilic, et qu'on pouvait déterminer par l'insufflation et la translucidité. La bande obscure, située entre les deux espaces clairs, était évidemment un rétrécissement de l'estomac.

Jusqu'ici, là radioscopie n'a pas pu donner de renseignements permettant de faire le diagnostic de la biloculation.

Si les troubles provoqués par l'estomac biloculaire peuvent avoir une allure aiguë, ils ont bien plus souvent une marche chronique, entre-coupée, il est vrai, de phases où les symptômes revêtent une acuité particulière. Donc, marche chronique, progressive, avec périodes d'amélioration et d'aggravation, aboutissant finalement à une cachexie profonde causée par l'inanition, et à la mort, si l'on n'intervient pas, voilà ce qu'on observe généralement. La durée totale de l'affection est ordinairement longue et se compte par années, 2, 3, 4, 10 années et plus.

Les poussées aiguës, parfois fébriles, peuvent être occasionnées par l'apparition d'un nouvel ulcère ou le réveil d'un ancien, par de la périgastrite, peut-être par la torsion de la poche pylorique.

Le malade reste d'ailleurs toujours exposé aux complications habituelles à l'ulcère de l'estomac : hémorragie, perforation avec ses conséquences, péritonite par propagation. Pour certains auteurs, en outre, il reste toujours sous la menace de voir le cancer se développer secondairement au niveau des tissus enflammés.

Le pronostic est donc très grave, presque fatal, avec les seules ressources du traitement médical. Mais il a été très heureusement modifié par le traitement chirurgical.

C'est pourquoi l'intervention ne doit pas être différée, si, le diagnostic fait, le traitement médical a échoué.

Nous avons vu, chemin faisant, quels étaient les éléments de ce diagnostic, nous n'y reviendrons pas. Disons seulement que le diagnostic d'estomac biloculaire peut être fait, puisqu'il a été fait déjà et vérifié dans plusieurs cas (observation de Jaboulay-Bouveret par exemple) ; mais il demande toujours à être recherché : il faut donc y songer, et si l'ensemble des symptômes fonctionnels et des signes physiques ou quelques-uns d'entre eux seulement le font soupçonner, il faudra pratiquer l'insufflation, qui seule permettra quelquefois un diagnostic ferme. Ce qui devra mettre l'esprit en éveil, c'est la réunion des signes de sténose gastrique à l'absence de dilatation de l'estomac.

Sans l'insufflation, on prendra généralement les rétrécis gastriques pour des malades atteints d'ulcère de l'estomac, avec ou sans sténose du pylore ; quelquefois pour des malades porteurs d'un cancer de l'estomac. En vérité, l'erreur ne sera pas bien préjudiciable, pourvu qu'on sache reconnaître les indications opératoires et ne pas temporiser, lorsqu'elles se présenteront. Sans doute, il est plus satisfaisant et préférable de savoir d'avance quelle lésion on rencontrera au cours de l'opération ; aussi M. Bouveret recommande-t-il de pratiquer, et de pratiquer à plusieurs reprises, à moins de contre-indication formelle, l'insufflation de l'estomac, toutes les fois que, dans le cours d'une gastropathie, se pose la question d'une intervention chirurgicale.

Hochenegg n'est pas de cet avis : pourquoi, dit-il, importuner le malade par l'insufflation de l'estomac, puisqu'on fait le diagnostic en opérant, et que les indications opératoires se basent toujours auparavant sur un autre symptôme ?

Le degré du rétrécissement pourra être soupçonné par l'insufflation. Il en est de même des adhérences (immobilisation de la grande courbure), qui déterminent en outre de violentes douleurs au moment de l'ingestion et de la digestion et qui donnent à la palpation la sensation de tumeur ou d'empâtement.

Il paraît impossible de faire le diagnostic clinique de la forme du rétrécissement, congénitale ou acquise.

TRAITEMENT

Il va sans dire que le traitement médical sera d'abord
essayé. Il est le même ici que celui des sténoses pyloriques avec stase, la biloculation ne commandant aucune
indication particulière. On prescrira des aliments pouvant s'évacuer facilement (lait, purées, etc.); on fera des
lavages de l'estomac.

M. Perret publie deux observations de M. Bourget,
de Lausanne, où le diagnostic clinique avait été fait et
où le traitement médical amena la guérison au bout de
trois semaines environ. Mais il faudrait savoir si cette
guérison a été durable. Il semble que la guérison médicale, définitive, ne soit possible que s'il s'agit d'un estomac biloculaire congénital, ayant occasionné des troubles
dyspeptiques ou même s'étant compliqué de phénomènes
inflammatoires. Car on ne conçoit pas la rétrocession des
lésions de sclérose dans les cas consécutifs à la cicatrisation d'un ulcère.

Il faut donc s'attendre, même si l'on a obtenu une
amélioration ou la guérison par le traitement médical, à
voir survenir tôt ou tard une récidive.

Le traitement chirurgical est le seul rationnel, parce

qu'il est le seul véritablement curatif. Voici quelles sont ses indications : échec du traitement médical bien dirigé et suffisamment prolongé ; vomissements rebelles ; stase alimentaire et surtout atteinte profonde de l'état général (amaigrissement et dépérissement progressifs). Quelquefois les adhérences de l'estomac, soupçonnées ou diagnostiquées, viendront s'ajouter aux indications précédentes. Enfin une complication, telle qu'une hémorragie grave et plus encore des hémorragies petites mais répétées, une perforation, pourrait commander une intervention d'urgence.

Ces indications sont, on le voit, indépendantes de la biloculation, ou plutôt elles sont analogues à celles des sténoses pyloriques. D'ailleurs, bien souvent, on sera amené rationnellement à intervenir sans avoir fait de diagnostic précis, sans avoir reconnu l'existence du rétrécissement médio-gastrique. Nous répétons que cela a peu d'importance, du moment que l'indication opératoire est là.

L'opération est en général non seulement acceptée, mais réclamée par le malade, lassé et inquiet de souffrir sans cesse et de dépérir journellement.

Il sera parfois nécessaire, avant de l'entreprendre, de remonter le malade au moyen de lavements alimentaires et d'injections de sérum.

On pourra intervenir dans deux conditions différentes : ou bien alors que les phénomènes inflammatoires sont éteints, que l'ulcère est cicatrisé ; ou bien, au contraire, lorsque l'ulcère est en pleine évolution. Car nous ne pensons pas que les phénomènes aigus constituent une contre-indication.

Le traitement préopératoire est inutile. Il n'est pas nécessaire de laver l'estomac avec des solutions antiseptiques, d'administrer un purgatif. Le malade devra être à jeun depuis la veille au soir, au moins.

On fera une laparotomie médiane sus-ombilicale, l'incision ira de l'appendice xiphoïde à l'ombilic.

Avant de rien entreprendre, on acquerra une connaissance exacte des lésions. On reconnaîtra les deux poches, le rétrécissement (qu'on ne confondra pas avec le pylore), on mesurera approximativement les dimensions du rétrécissement et du pylore, par l'introduction de l'index à travers ces orifices en y invaginant la paroi de l'estomac.

On a pu déjà rencontrer des difficultés causées par des adhérences ; il faut rompre ces adhérences, si c'est possible, en les disséquant, sinon en les coupant à petits coups de ciseaux, on sera même obligé quelquefois d'en faire une véritable résection. On fera en sorte d'éviter la perforation de l'estomac, sans être sûr d'y arriver.

Quant à se prononcer sur la nature du rétrécissement congénital ou acquis, cela est difficile et ne sert à rien, l'intérêt étant purement théorique.

Ce qui est utile, c'est de savoir si les tissus sur lesquels on va travailler sont sains, enflammés, ou sclérosés.

Il sera souvent impossible, même en ayant la lésion sous les yeux et sous les doigts, en cas de tumeur, d'affirmer si elle est formée de tissu cicatriciel ou néoplasique, d'autant plus que dans les deux cas on peut rencontrer des ganglions au voisinage de l'estomac (Voir observation de M. Marion).

Plusieurs opérations ont été tentées pour la cure de l'estomac biloculaire.

1° On peut s'adresser au rétrécissement lui-même et augmenter son calibre, de façon à lui donner des dimensions suffisantes, par une opération plastique analogue à la pyloroplastie de Heinecke-Mikulicz. Cette opération a été exécutée la première fois en novembre 1892 par Krukenberg ; M. Doyen lui a donné le nom de gastroplastie ;

2° On peut établir une communication nouvelle, plus large, entre les deux poches, en les anastomosant l'une à l'autre. Cette opération a été faite la première fois en mai 1894 par Wölfler, qui lui donna le nom de gastro-anastomose ; Keen l'appela gastro-gastrostomie ;

3° On peut aboucher l'intestin grêle à la poche cardiaque : on pratique alors une gastro-entérostomie ;

4° Une quatrième opération consisterait à réséquer la cicatrice sténosante, elle n'a pas été tentée jusqu'ici, à notre connaissance. Dans les cas habituels, elle entraînerait des délabrements trop considérables ; elle ne pourrait s'appliquer qu'aux cicatrices très limitées, et même alors elle ne semble pas supérieure aux autres procédés. Il n'y a qu'un cas où elle serait indiquée, c'est celui où le rétrécissement serait néoplasique et où on verrait la possibilité de l'extirper en totalité.

Nous décrirons très brièvement le manuel opératoire de la gastroplastie et celui de la gastro-anastomose, qui ne présentent en somme aucune particularité importante. Nous n'avons pas à décrire celui de la gastro-entérostomie, décrit déjà bien des fois.

La gastroplastie consiste à inciser le rétrécissement longitudinalement et à suturer transversalement les lèvres de la plaie. Voici d'abord une idée générale de l'opération : on fait bâiller l'incision longitudinale de façon à lui donner la forme d'un losange, puis on amène au contact les deux angles les plus éloignés du losange, de telle sorte que les deux autres angles restent fixes et servent pour ainsi dire de charnière.

L'incision sera faite à la partie antérieure et moyenne du rétrécissement, suivant son axe, et comprendra toute la paroi ; elle doit être longue, dépasser largement le rétrécissement dans chaque poche, parce que celui-ci est inutilisable, à cause de son calibre restreint et de la mauvaise qualité habituelle de ses parois. M. Marion, dans sa thèse, indique la longueur à donner à l'incision suivant le calibre du rétrécissement : 10 centimètres pour un rétrécissement de 5 centimètres de largeur, 12 centimètres pour un rétrécissement de 4 centimètres, 15 centimètres pour un rétrécissement de 3 centimètres, et 16 centimètres pour un rétrécissement de 2 centimètres. Mais il ne faut pas non plus que l'incision soit trop longue, parce que les fils, placés à ses deux extrémités, tireraient sur les tissus et risqueraient de les couper, ou de se casser.

Voici comment on procédera, l'incision étant faite : on suture d'abord l'un à l'autre par un fil transpariétal les deux angles aigus (ou éloignés) du losange ; puis, avec un fil continu transpariétal on réunit ensemble les deux lèvres correspondantes supérieures ; on fait de même une suture continue transpariétale, pour les lèvres inférieures. On double ensuite chaque ligne de suture par une seconde suture continue, séro-séreuse.

Mais cette opération est mauvaise, et voici pourquoi : il faut faire des incisions longues, alors que souvent l'estomac n'est pas dilaté, on enlève alors à l'estomac en longueur ce qu'on lui rend en largeur (M. Marion). Si l'incision n'est pas assez longue, on ne rend pas à la portion rétrécie un calibre suffisant. Enfin, on opère ou sur des tissus enflammés, ou sur des tissus sclérosés ; les points de suture peuvent couper, il se produit une péritonite consécutive (observation de von Eiseslberg, in thèse Marion) ; les tissus sclérosés donnent une mauvaise réunion. Il y a bien des chances de voir survenir une récidive dans la suite, ou tout au moins se produire de nouvelles adhérences.

Pour toutes ces raisons, nous pensons que la gastroplastie est une opération à abandonner, ou à réserver à des cas exceptionnels, où les tissus seraient suffisamment souples et le rétrécissement peu prononcé.

La gastro-anastomose se pratique au moyen des sutures ou en faisant usage des boutons.

On commence par faire sur chaque poche une incision suffisamment longue, 5 à 6 centimètres au moins.

Cette incision doit être verticale, une incision horizontale emploierait une trop grande longueur de la paroi stomacale et rapprocherait des points trop éloignés ; l'incision doit porter autant que possible sur des tissus non infiltrés, non sclérosés ; d'autre part, elle doit être faite cependant pas trop loin du rétrécissement et de façon que la bouche soit située en un point déclive, près de la grande courbure.

On commencera par faire la coprostase avec des pinces à mors élastiques, ou avec de grosses soies qu'on tord comme des fils d'argent et qu'on maintient en place à l'aide d'une forte pince hémostatique, qui par son poids empêche la détorsion (procédé de M. Chaput). Certains chirurgiens ne font pas la coprostase et se contentent de bien entourer le champ opératoire de compresses, mais il est préférable d'éviter d'une façon sûre l'irruption de liquide stomacal dans la cavité péritonéale. On placera d'abord les fils séro-musculaires postérieurs parallèlement à la future ligne d'incision ; on incisera ensuite la paroi dans toute son épaisseur et on placera les fils transpariétaux postérieurs. Il ne restera plus qu'à placer les fils transpariétaux antérieurs et les fils séro-musculaires antérieurs. Au lieu de points séparés, on peut faire un surjet.

M. Chaput a fait la gastro-anastomose avec son bouton (n° 3); ce procédé est très rapide. Après avoir fait une première ouverture sur la poche cardiaque, il passe un fil en bourse, ne prenant que la séreuse et la musculaire, puis il place son bouton, serre le fil; puis ouverture sur la poche pylorique, fil en bourse, comme précédemment, il introduit le bouton dans l'ouverture pylorique, serre le fil, aplatit le bouton. La réunion est en général suffisante, il est rare qu'on ait à placer des fils séro-séreux supplémentaires.

Watson a imaginé pour son cas un procédé spécial de gastro-anastomose. Il rabat la poche pylorique sur la poche cardiaque autour du rétrécissement comme axe, il réunit les deux surfaces amenées au contact par un simple rang de sutures, circonscrivant un espace elliptique (8 centimètres de long sur 3 de large); aux deux extrémités de la suture les fils sont laissés plus longs afin de marquer la ligne d'incision ultérieure; puis on pratique une incision sur la poche pylorique, le long de la petite courbure, on pénètre dans la cavité gastrique, et on fait l'incision de communication entre les deux poches suivant le grand axe de l'ellipse, les bords de cette incision sont ourlés afin d'empêcher la cicatrisation; puis on suture l'incision faite le long de la petite courbure. Ce procédé est inutilisable, s'il existe des adhérences étendues; d'ailleurs on ne voit pas ses avantages, et son premier inconvénient est d'être beaucoup trop compliqué.

D'après M. S. Catellani, on devra renoncer à la gastroanastomose toutes les fois qu'on ne pourra pas établir la communication dans un point suffisamment déclive, parce qu'on aurait un mauvais résultat fonctionnel.

La gastro-anastomose est une bonne opération, elle a donné de bons résultats opératoires et fonctionnels. Elle est plus simple et moins grave que la gastro-entérostomie. Mais elle n'a peut-être pas, comme elle, l'avantage d'être en même temps curative des ulcères (ceux de la poche pylorique particulièrement).

De plus, comme le fait remarquer M. Catellani, « avec la gastroplastie, avec la gastro-anastomose, avec la résection de la cicatrice sténosante, s'il y avait en même temps une sténose pylorique, comme dans les cas de Brinton et de Hacker, ou une sténose du duodénum,

comme dans celui de Riecke, le résultat de l'acte opératoire serait nul au point de vue fonctionnel. Pour toutes
ces raisons la gastro-entérostomie devrait être gardée
comme l'opération de choix de l'estomac biloculaire. »

C'est l'avis émis par Eiselsberg dans une communication récente (avril 1899), c'est aussi le nôtre.

La gastro-entérostomie est certainement en effet une
très bonne opération. Elle serait curative dans les cas où
il y aurait en même temps un rétrécissement pylorique
ou un rétrécissement duodénal. En outre, elle amène la
guérison de l'ulcère ou des ulcères, s'il y en a encore en
pleine activité ; c'est maintenant un fait acquis. Enfin elle
pourrait remédier aux adhérences, d'après MM. Terrier
et Hartmann : « peut-être une gastro-entérostomie, mettant l'estomac au repos et amenant la guérison de l'ulcère,
serait-elle un moyen indirect de traiter ces adhérences
étendues dont l'ablation est réellement un peu délicate. »

La gastro-entérostomie ne serait contre-indiquée que
dans le cas où, la poche cardiaque ayant des dimensions
très restreintes, on exclurait, avec la poche pylorique,
une trop grande portion d'estomac.

On fera une gastro-jéjunostomie, antérieure ou postérieure ; l'abouchement se fera dans la poche cardiaque,
en bas et aussi près que possible du rétrécissement. Le
chirurgien emploiera le procédé qui lui est le plus fami-
lier ; il se servira de boutons ou il fera des sutures.
M. S. Catellani recommande comme procédé de choix la
gastro-entérostomie postérieure transmésocôlique en Y
de Roux.

La majorité des chirurgiens préfèrent actuellement

la gastro-entérostomie postérieure à l'antérieure, qu'ils réservent aux cas où l'estomac n'est pas abordable par sa face postérieure.

Mais nous pensons avec M. Chaput que la gastro-entérostomie antérieure est beaucoup plus simple que la postérieure, et que ses inconvénients (formation possible d'un éperon, compression du côlon transverse, évacuation moins facile de l'estomac), sont illusoires, si elle est bien faite (ne pas aboucher un point de l'anse jéjunale trop rapproché du ligament de Treitz; faire une entéroanastomose complémentaire). Aussi la préférons-nous.

Les suites opératoires sont très simples. Le deuxième jour on peut commencer l'alimentation liquide (lait, bouillon). Le cinquième jour, la malade de M. Chaput a pu manger une côtelette.

Dans toutes les observations, il est très remarquable qu'on a obtenu des résultats fonctionnels excellents et d'une façon très précoce. Les vomissements ont disparu, les malades ont pu, sans souffrir, prendre des aliments ordinaires; enfin on note une augmentation très rapide de poids, avec l'amélioration constante de l'état général.

Il y a lieu de penser que la guérison est définitive. La malade de M. Chaput nous a confirmé son bon état le 21 juin, c'est-à-dire dix mois et demi après sa première opération.

La récidive a été signalée par von Eiselsberg, mais après une gastroplastie.

S'il survenait de nouveaux phénomènes inflammatoires, il faudrait tout de suite instituer le traitement médical approprié. La malade de M. Chaput a dû garder le régime lacté exclusif pendant deux mois.

Il peut se produire de nouvelles adhérences quel que soit le procédé opératoire employé. Le fait est noté dans trois observations (MM. Chaput, Tuffier, Karl Schwarz, in thèse Marion). Ces adhérences ont nécessité une nouvelle intervention, libératrice, dans les trois cas. Karl Schwarz a même utilisé un procédé que nous n'oserions recommander pour remédier aux adhérences après sa seconde opération. « Pour détruire les nouvelles adhérences, dit-il, car c'est à elles que je crois devoir rapporter le retour des douleurs, j'insufflai l'estomac par la méthode de Frerichs, ce qui coupa l'accès. Cet effet étonnant se produisit chaque fois après chaque expérience. Chaque insufflation de l'estomac interrompait l'accès douloureux, et ensuite la malade restait indemne pendant 24 heures et plus. Après avoir appris ce fait, j'insufflai chaque jour systématiquement l'estomac. Depuis elle n'a plus du tout de douleurs. »

Résumé des cas opérés.

M. Marion publie 12 cas opérés. Nous n'en retiendrons que 10, parce que les deux premiers n'ont pas une valeur curative (on s'est contenté d'une laparotomie exploratrice).

Nous publions 7 observations, et nous avons trouvé relatés 8 autres cas.

Il y a donc eu jusqu'ici, à notre connaissance, 25 cas opérés.

Sur ces 25 cas, 11 ont été traités par la gastroplastie, qui a donné 8 guérisons, 1 récidive, 2 insuccès.

Doyen, 1 cas, guérison.

Von Eiselsberg, 6 cas (3 guérisons, 1 récidive, 2 insuccès).

Hofmeister, 1 cas, guérison opératoire et fonctionnelle.

Jaboulay, 1 cas, guérison opératoire et fonctionnelle.

Krukenberg, 1 cas, guérison opératoire et fonctionnelle.

Langenbuch, 1 cas, guérison opératoire et fonctionnelle ; rechute, puis guérison.

9 cas ont été traités par la gastro-anastomose, qui a donné 8 guérisons et une mort.

Chaput, 1 cas, 1 guérison opératoire et fonctionnelle ; 2ᵉ intervention occasionnée par un ulcère perforant adhérent à la paroi abdominale antérieure.

Von Eiselsberg, 1 cas, mort par péritonite (déchirure des parois stomacales par les sutures).

Hochenegg, 1 cas, guérison opératoire et fonctionnelle.

Lauenstein, 1 cas, guérison.

Roux, 2 cas, 2 guérisons.

Schwarz, 1 cas, guérison opératoire, guérison fonctionnelle après seconde opération (adhérences) et insufflation de l'estomac.

Watson, 1 cas, guérison opératoire et fonctionnelle.

Wölfler, 1 cas, guérison opératoire et fonctionnelle.

5 cas ont été traités par la gastro-entérostomie (dont 4 par la postérieure et 1 par l'antérieure) qui a donné 3 guérisons et 2 morts.

S. Catellani, 1 cas, guérison.

Carle, 1 cas, guérison opératoire, mort le 45ᵉ jour.

Hartmann, 1 cas chez un alcoolique renforcé, mort par diarrhée profuse (la gastro-entérostomie avait été faite sur la poche pylorique).

Marion, 1 cas, guérison.

Tuffier, 1 cas, guérison ; les adhérences ont nécessité deux nouvelles interventions.

OBSERVATIONS

Observation I

MM. A. Carle et G. Fantino (*Il Policlinico*, 15 juillet 1898).

G. G..., 39 ans, couturière, Turin. Estomac en bissac. Gastro-
entérostomie antérieure avec le bouton de Murphy. Guérison
opératoire.

Règles depuis l'âge de 18 ans, toujours peu abondantes, mais
régulières. 5 fils. Ne fut jamais malade, ne souffrit jamais de l'estomac jusqu'en janvier 1890. Alors apparut une douleur gravative
au sternum, puis à la région épigastrique, douleur qui devint après
très intense, particulièrement durant la digestion, au point d'obliger
la malade à rester recourbée.

Jamais de vomissement, appétit excellent. A l'épigastre la malade elle-même sentait une tumeur très douloureuse au toucher,
mobile.

Elle fut admise à l'hôpital; on confirma la présence de cette
tumeur, mobile avec l'inspiration et l'expiration, dure, lisse, ar-
rondie, très douloureuse, située juste au-dessous de l'apophyse
ensiforme du sternum.

En remplissant l'estomac, la tumeur n'est plus perçue par le
palper, mais à son niveau la douleur persiste à la palpation.

Après plusieurs repas d'épreuve, on constate de l'hyperchlorhydrie.

A jeun, l'estomac est vide. Distendu par des gaz il descend par
la grande courbure à quelques centimètres au-dessous de l'ombilic.

Étant donnés ces symptômes, on diagnostiqua un ulcère de l'estomac, et on appliqua le traitement de cette maladie.

Pendant son séjour d'environ deux mois à l'hôpital, on essaya des traitements très nombreux et on obtint une amélioration notable.

Finalement elle guérit et fut très bien pendant environ deux ans.

A l'examen il existe une dilatation notable, on ne sent plus de tumeur.

Le matin à jeun, il y a encore des résidus, mais peu abondants. Acide chlorhydrique libre en très grande quantité après un repas d'épreuve d'Ewald.

Traitement. — Lavages de l'estomac, alcalins, purgatifs, morphine, cocaïne, eau de laurier-cerise, strychnine, bromure de potassium, etc.

Après un mois, la malade sort comme guérie.

Les souffrances recommencent en juillet 1895 : nausées, douleurs, intolérance pour tout aliment, vomissements très acides quelques heures après le repas et quelquefois la nuit ; dépérissement effrayant.

On trouve encore une ectasie notable, de l'hyperchlorhydrie (2,5 à 3 pour 1000 après les repas d'Ewald) et une dureté à l'épigastre, mal limitée, qui descend avec les mouvements inspiratoires.

A jeun, quelquefois un litre de liquide, très fétide, avec peu d'acide chlorhydrique libre.

En faisant le lavage, on remarque quelquefois que, après le passage de plusieurs litres d'eau, celle-ci sort parfaitement limpide et puis que, tout d'un coup, elle sort de nouveau très sale avec de nombreux détritus.

La veille de l'opération, il sort aussi du sang noirâtre avec le lavage.

21 *septembre* 1895, laparotomie. On trouve un estomac biloculaire. Les deux poches sont situées l'une au-dessus de l'autre, la supérieure est presque trois fois plus volumineuse que l'inférieure. La séparation est constituée par une cicatrice très épaisse, un peu irrégulière, qui part de la petite courbure presque au contact du pylore, descend sur la face postérieure en s'écartant peu à peu

vers la gauche, remonte sur la face antérieure, dont il apparaît à peine une très petite portion saine. L'orifice de communication entre les deux poches semble laisser passer deux ou trois doigts réunis. Il existe une forte torsion de la poche inférieure en haut et en avant, de façon que le grand épiploon reste lui-même notablement déplacé.

Il n'est pas possible d'affirmer si le pylore participe au processus de rétraction, parce qu'il est fixé par des brides péripyloriques, de façon qu'on ne réussit pas à bien distinguer l'anneau.

On voudrait exécuter une opération plastique suivant la méthode de Heinecke-Mikulicz (comme a déjà fait en pareil cas Doyen), pour établir une ample communication entre les deux poches. Toutefois, tenant compte de ce que le phénomène le plus imposant est la stagnation dans la poche inférieure, et, dans le doute qu'il n'existe aussi une sténose pylorique, on exécute la gastro-entérostomie antérieure avec le bouton de Murphy nº 2, dans le point le plus déclive de l'estomac.

Nous sommes poussés aussi à cela par l'état général de la patiente, qui ne permettrait pas un examen plus soigneux et une opération plus longue.

Suites. — Elle eut des vomissements pendant presque trois jours, fut très abattue et agitée la nuit. Pouls 100-120, mais pas de fièvre. Elle commence à se remettre le 4ᵉ jour. Bien-être, plus de vomissement. Guérison par première intention. Les fils sont enlevés le 10ᵉ jour. Lavements nutritifs dès le premier jour. On commence l'alimentation par la bouche la seconde semaine.

Pendant quelques jours, et tant que nous nous bornons à une alimentation liquide restreinte, tout procède régulièrement. Puis elle digère bien aussi de petits potages de semoule et du poulet, et l'opérée semble reprendre les forces et commence à se lever et se croit maintenant guérie. Mais elle recommença à empirer, à peine eut-on entrepris l'alimentation ordinaire. Les vomissements et la diarrhée reparurent, et on ne réussit plus à les refréner d'aucune façon, ni par les lavages ni par les médicaments.

La diarrhée augmente tous les jours. Les selles sont très fréquentes, d'une odeur insupportable. Très infect aussi le liquide de lavage. L'odeur est celle de la viande putréfiée. On voit évidemment que la poche inférieure ne se vide pas.

Malgré les lavages quotidiens et tous les traitements, la malade empire rapidement; il survient une prostration très grave, la stupeur, et en dernier lieu le coma dyspeptique et la mort au 45e jour.

Autopsie. — Les adhérences de l'épiploon depuis l'opération et celles qui existaient déjà avant englobent les viscères, de façon qu'il est assez malaisé de s'orienter.

L'adhésion entre les deux viscères est parfaite.

L'orifice laisse passer librement le pouce. Le bouton est dans l'estomac.

Le rétrécissement est tout au voisinage de l'anneau pylorique. Au contraire, les deux anneaux partent d'un point unique en haut. Aussi au premier abord l'anneau du bissac est-il pris pour le pylore, de façon que la poche inférieure apparaît comme un énorme sac dépendant de la première portion du duodénum. En examinant attentivement, on reconnaît l'erreur.

L'anneau du bissac laisse passer deux doigts.

Le pylore est presque aussi large.

L'obstacle à l'évacuation dépendait uniquement de sa position vicieuse consécutive aux adhérences et à la rétraction de la cicatrice du bissac, et plus encore peut-être de l'impossibilité à la poche inférieure de se contracter. Grâce à cette stagnation dans la poche inférieure les fermentations putrides recommencèrent et la patiente mourut avec des symptômes de coma dyspeptique.

OBSERVATION II

M. VON EISELSBERG (*Archiv für klinische Chirurgie*, LIV, 3).

Incision longitudinale avec suture transversale de Heinecke-Mikulicz pour un estomac en sablier. — Guérison.

... 33 ans, domestique, qui dès sa jeunesse a dû souffrir beau-

coup de douleurs d'estomac. Les douleurs duraient fréquemment
de 8 à 15 jours. Au printemps 1895 la malade doit avoir toussé et
craché du sang. A cette époque apparurent pour la première fois
après les repas de fréquents vomissements, si bien que la malade
dut bientôt apporter une certaine prudence au choix de ses aliments.

Comme une tumeur existant depuis plus de 20 ans au sein
gauche avait grossi plus rapidement au cours des derniers mois et
avait aussi donné lieu à un engorgement des ganglions axillaires,
on pratique, chez la malade, à l'hôpital de la Charité, l'ablation
de la glande mammaire et le curage de l'aisselle. M. le médecin
principal Henlich a eu l'amabilité de me faire savoir qu'il s'agissait
d'un adéno-fibrome avec calcification et commencement d'ossi-
fication. Pendant le traitement à l'hôpital, on régla aussi la diète
de la malade, si bien que les souffrances qu'elle ressentait du côté
de l'estomac cessèrent complètement. Quelque temps après cependant, elles reparurent, et ne purent être calmées malgré de nouveaux séjours plus prolongés dans différents hôpitaux, si bien
qu'à la fin la malade demanda les secours de la clinique chirurgicale.

Il manquait à la jeune fille le sein gauche. A sa place on voyait
une cicatrice, et il n'y avait ni dans cette cicatrice ni à son voisinage aucune trace de tumeur ; malgré des recherches répétées on
ne découvrit rien d'anormal dans l'abdomen par la palpation ; mais
toujours la malade montrait immédiatement au-dessous de l'appendice xiphoïde et sur la ligne médiane un point douloureux aussi
bien après les repas qu'à la pression, tandis que la palpation des
autres parties de l'abdomen ne produisait aucune sensation douloureuse. L'exploration de l'estomac à la sonde montra qu'il
n'existait aucune dilatation importante ; mais il arriva que, lorsqu'une grande partie de l'eau avait été vidée et que l'écoulement
de cette eau avait cessé, soudain à une nouvelle contraction du
creux de l'estomac une plus grande quantité d'eau de lavage apparut. Comme la malade localisait toujours les douleurs au même
point, on fut amené à penser, en l'absence de toute constatation

objective, que peut-être, lors d'une inflammation antérieure (on ne crut pas pouvoir s'en rapporter entièrement aux renseignements anamnestiques de la malade) des adhérences se sont produites entre l'estomac et les parties voisines (face postérieure de la paroi abdominale antérieure). Me guidant sur cette hypothèse, je me crus obligé à pratiquer la laparotomie, que la malade réclamait avec insistance.

Opération le 6 juin. Incision médiane. L'estomac se montra d'abord libre, il n'y avait aucune des adhérences supposées. En découvrant plus complètement tout l'organe apparut cependant un rétrécissement circulaire correspondant exactement à la ligne médiane, présentant l'aspect d'un pylore et se détachant très nettement par la coloration blanche de son voisinage. Ce rétrécissement partageait l'estomac en une poche cardiaque plus grande et une pylorique plus petite, le pylore lui-même était cependant complètement libre; il était donc évident que nous étions en présence d'un estomac en sablier. Par l'invagination de la paroi stomacale du côté de la portion cardiaque, on chercha à mesurer les dimensions de la stricture, on reconnut qu'elle était en forme d'anneau et qu'elle laissait exactement passer le petit doigt. Comme la largeur de la stricture n'était pas considérable, elle fut incisée suivant sa longueur et l'incision longitudinale obtenue fut suturée transversalement, par analogie avec la pyloroplastie. L'anneau paraissait formé d'une masse cicatricielle. L'opération fut simple; immédiatement après qu'elle fut terminée, on ne put plus trouver avec le doigt aucune stricture appréciable. Suture classique de la paroi abdominale à 3 étages.

Abstraction faite d'un peu de bronchite pendant les premiers jours, les suites opératoires ne présentèrent rien de particulier; la plaie se cicatrisa par première intention. La malade prit un peu de nourriture solide au bout de 6 jours, et se rétablit à vue d'œil. La troisième semaine quelques douleurs se manifestèrent, vraisemblablement parce qu'elle avait un peu trop mangé; une diète légère fit bientôt disparaître ces douleurs. Quatre semaines après l'opération, la malade put être renvoyée guérie.

La jeune fille fut revue à la fin de janvier 1897. Elle paraissait florissante, elle avait engraissé et se sentait complètement bien.

Observation III

M. Tuffier

C. M..., âgée de 36 ans, entrée à l'hôpital de la Pitié, pavillon Gerdy, le 20 mai 1897.

Envoyée par M. Hayem avec la note suivante : « Pas d'obstacle pylorique, pas d'ulcère. .L'estomac se vide pendant la nuit ; mais il présente une déformation en V avec dilatation assez grande et atonie (amincissement de la paroi). Digestions lentes, pénibles, douloureuses, entretenant un état de neurasthénie insurmontable. La malade est décidée à sortir de cet état au prix d'une opération. »

Antécédents héréditaires. — Père mort de bronchite aiguë.

Antécédents personnels. — Rougeole. Réglée à 13 ans, toujours régulièrement. Quatre accouchements normaux à 20, 22, 23 et 35 ans, sans accidents puerpéraux, et trois fausses couches, il y a 4, 6 et 8 ans, de 8, 7 et 6 semaines. Depuis 6 ans, elle se plaint de l'estomac. Elle éprouvait alors au creux épigastrique et entre les deux épaules des douleurs qui apparaissaient d'une façon intermittente 3 ou 4 heures après les repas. Ni hématémèses ni mélæna.

Deux ans après, elle eut des vomissements biliaires et alimentaires, quand ils survenaient après les repas et plutôt le soir vers 9 ou 10 heures. Elle ne se rappelle pas quels étaient les aliments qu'elle digérait le plus difficilement, cependant le lait était mal toléré. Les douleurs étaient vives et la constipation opiniâtre.

Actuellement, les douleurs sont continuelles, vives, surtout au niveau de l'estomac et entre les deux épaules « elle souffre plus du dos que de l'estomac ». Sa faiblesse est grande, elle a considérablement maigri, de 40 livres en 6 ans, nous dit-elle, et depuis 2 ans elle est obligée de passer la plus grande partie de la journée sur une chaise longue. Cet état gastrique a son retentissement sur le système nerveux, et la malade, devenue plus irritable, veut absolument qu'on l'opère.

Son appétit est cependant resté bon, et jamais elle n'a eu de dégoût pour les aliments. Elle n'a plus de vomissements·; le dernier a eu lieu au mois de janvier où, 7 heures durant, elle rendit de la bile et de l'eau claire. La malade se plaint de renvois continuels, mais elle n'a ni hématémèse, ni mélæna.

Rappelons enfin qu'au mois de mars dernier elle eut deux crises très violentes de coliques hépatiques : la première dura 36 heures, la deuxième 48 heures avec ictère et douleurs très vives au niveau de l'hypocondre droit.

Elle a à droite un rein flottant. A l'inspection, elle nous paraît fortement amaigrie, la paroi abdominale est déprimée et flasque. La palpation permet de reconnaître une forte dilatation stomacale, et, à droite de la ligne médiane, dans la zone pylorique, une induration de la grosseur d'une petite noix, roulant sous le doigt et très dure, mais ne déterminant aucune douleur. Rien du côté des poumons, du cœur et des organes génito-urinaires.

Opération le 22 mai. Incision de 10 centimètres environ, finissant à un travers de doigt au-dessus de l'ombilic. On incise le péritoine, et la malade saigne plus qu'on ne l'observe d'habitude, mais c'est plutôt un suintement, car il n'y a pas de gros vaisseaux qui donnent. On aborde facilement l'estomac qui apparaît bilobé, et dont le pylore présente nettement l'induration qu'on sentait à l'état de veille. Mais on ne sent aucune nodosité pouvant faire croire à un cancer. L'exploration permet en outre de sentir une série de calculs dans la vésicule biliaire, qui apparaît petite et non remplie de liquide ; on en compte une vingtaine variant du volume de l'extrémité du petit doigt à celui de la première phalange du pouce. Le foie adhère à la vésicule et se fusionne avec sa paroi supérieure ; la vésicule adhère par sa face inférieure à la région pylorique par des brides larges. Enfin, les parois de la vésicule sont souples et sans vascularisation exagérée. On revient ensuite à l'estomac, qui est renversé et récliné en haut et en avant. On effondre le mésocôlon transverse, puis on passe la première anse jéjunale au contact de la paroi postérieure de l'estomac. Suture séro-séreuse habituelle postérieure, puis on passe les fils antérieurs séro-séreux, le tout à la soie. On fait une ouverture à l'estomac, permettant le passage de la pulpe de l'index, on ouvre de même l'intestin et on finit toutes les sutures à la soie. Puis on retire la compresse passée préalablement sous l'anse intestinale pour servir de surface protectrice et de barrière au sang. L'opération terminée, on amène la vésicule dans la plaie, on la suture très soigneusemen au péritoine, de façon à ce que son fond déborde la peau, on suture le fond de la vésicule à la peau et on fixe 2 fils d'attente qui permettront dans quelques jours de la retrouver facilement pour l'incision libératrice des calculs. On ferme à la soie, puis aux crins de Florence la paroi abdominale. Pansement aseptique. Durée de l'opération : 1 heure.

Suites opératoires, apyrétiques. — *23 et 24 mai,* la malade va très bien, pas de vomissement, 37°,5 le soir. 25, lavement. 26, la malade commence à prendre du lait. 28, lavement alimentaire. 29, M. Tuffier essaie d'ouvrir la vésicule, il met une petite mèche ; un œuf. 30, purgation, selles abondantes ; le soir, 2 œufs. 3 juin, on enlève les fils ; la vésicule n'est pas ouverte. 7 et 8, la malade se plaint de douleurs analogues à celles qu'elle ressentait avant son opération ; douleurs dans le ventre et dans les reins. 9, on ouvre la vésicule, et on la curette pour en retirer les calculs ; on en enlève 14, dont un volumineux en forme de parallélipipède, composé d'une agglomération de petits calculs ; tous les autres varient comme volume de la grosseur d'un pois à celle d'une tête d'épingle; 38°,4 le soir ; la bile examinée au laboratoire de M. Besançon s'est montrée stérile. Depuis le 9, et même quelques jours avant, la malade se plaint de douleurs à l'estomac et dans le dos, avec nausées. 20, la malade a vomi et a reconnu dans ses vomissements des aliments de la veille. 21, vomissements ; la malade s'affaiblit. 22, 1^{kgr},800 de sérum ; lavement nutritif, 2 œufs que la malade ne vomit pas.

23 juin. Nouvelle opération. Libération d'adhérences. Fermeture de la vésicule. Nouvelle large gastro-entéro-anastomose. $1^{kgr},200$ de sérum. Incision sur l'ancienne cicatrice et résection du trajet fistuleux. On ouvre la séreuse et on trouve adhérents sur une large surface l'estomac, le foie, la vésicule biliaire et l'intestin. On résèque la fistule au ras de la vésicule et on la suture par un double surjet à la Lambert, après s'être assuré qu'elle ne contient pas de corps étranger. On libère toutes les adhérences et on trouve un estomac distendu. On va à la recherche de l'ancienne bouche, qu'on trouve parfaitement cicatrisée, sans adhérences autour. On abouche de nouveau l'intestin à l'estomac, à gauche et à 4 centimètres environ de la première bouche par le procédé habituel de gastro-entérostomie postérieure de M. Tuffier ; un plan séro-séreux et un plan muqueux. Il est probable que le pylore est sténosé par des adhérences allant de la vésicule biliaire à l'estomac ; en tout cas, ces adhérences, larges et solides coudent nettement l'estomac et sont l'origine des accidents présentés par la malade.

Suites opératoires. — 24 *juin*, la malade vomit un peu et a fréquemment le hoquet ; $3^{kgr},200$ de sérum ; 38°,2 le soir. 25, pouls rapide mais bon : on retire le drain et on remarque de l'emphysème sous-cutané à droite de la plaie ; $1^{kgr},500$ de sérum ; 37°,6 le matin, 38°,9 le soir. 26, 39° le matin, 38°,9 le soir ; la malade vomit, elle présente du ballonnement du ventre au-dessous de l'ombilic ; lavement nutritif, opium par la voie buccale (4 centigrammes), $1^{kgr},500$ de sérum, l'opium semble avoir calmé les vomissements ; on défait le pansement, on disjoint un peu la suture, il s'écoule un peu de pus, on met 2 drains. 27, le ballonnement du ventre a disparu. $1^{kgr},500$ de sérum, 4 centigrammes d'opium, lavements nutritifs, 1/4 de lavement d'eau, que la malade ne garde pas ; le pansement a abondamment suinté ; 37°,8 le matin, 38° le soir. 28, la malade va mieux, n'a plus vomi depuis la veille au soir ; toujours des hoquets ; 37°,7 le matin, 37°,5 le soir. 29, 37° le matin, 37°,6 le soir. Puis la température redevient normale. 5 juillet, la malade a vomi hier toute l'après-midi, jusqu'à 8 heures du soir ; les vomissements étaient bilieux (liquide verdâtre) ; la malade attribue ces vomissements à une indigestion ; vers 1 heure et demie elle aurait mangé un peu de brioche, les vomissements ont commencé une demi-heure après, ils ont fortement abattu la malade ; une selle molle. 6, la malade a bien mangé hier, mais sans appétit, elle a encore vomi dans la soirée quelques gorgées de bile, mais ne s'en est pas trouvée autrement incommodée ; ce matin elle se trouve assez bien, mais elle dit être fatiguée, car elle ne dort pas du tout; une selle molle. 7, la malade a vomi hier au soir tout son dîner (bifteck et haricots verts) ; toute l'après-midi déjà elle s'était sentie gênée du côté de l'estomac ; elle n'a pas dormi la nuit, aussi est-elle très fatiguée ce matin et a-t-elle moins bon aspect que les autres jours ; une selle molle hier matin par lavement, une autre, spontanée, dans l'après-midi ; ce matin, à la visite, la malade a des renvois, des nausées. 8, la malade a encore vomi hier au soir, mais de la bile seulement ; elle a assez bien mangé, quoique sans appétit; elle a eu une selle par lavement ; elle a bien dormi cette nuit grâce à une demi-piqûre de morphine, aussi ce matin se trouve-t-elle bien mieux qu'hier. 9, n'a pas vomi hier, a assez bien mangé, sans appétit ; 3 selles en diarrhée ; n'a pas du tout dormi cette nuit; beaucoup de gargouillements et de gaz. 10, n'a pas vomi hier, a mangé assez avec un peu d'appétit ; 2 selles en diarrhée; n'a dormi que grâce à une injection de morphine ; se trouve assez bien ce matin, mais encore fatiguée. 12, a beaucoup vomi dans l'après-midi d'avant-hier, mais rien que de la bile ; n'a pas vomi hier ; a bien mangé hier et avant-hier; une selle spontanée ; n'a dormi que par la morphine, se trouve assez bien ce matin. 15, la malade a vomi un peu de bile hier ; depuis avant-hier elle a un peu de diarrhée (3 selles), mais sans coliques; elle se plaint de ne pas digérer facilement et d'avoir souvent des nausées ; a passé une mauvaise nuit. 16, 1 kilogramme de sérum. 17 et 18, 600 grammes de sérum.

19 *juillet, troisième opération.* Incision au niveau de l'ancienne cicatrice. L'estomac est adhérent sur une certaine étendue de sa paroi antérieure. Dans la partie inférieure de la plaie, on arrive à libérer une anse intestinale très adhérente. On rompt de même une partie des adhérences stomacales, celles qui sont le moins solides;

on n'ose pas toucher aux autres. L'intestin paraît normal, non rétréci. Quant aux deux bouches primitives, elles semblent solides
et bien conformées.

Suites opératoires. 1^{kgr},5oo de sérum le soir. La malade vomit
la journée et la nuit. 2o, 1^{kgr},5oo de sérum ; la malade vomit : on
enlève la mèche, il s'écoule du liquide rosé. 21, pas de vomissements dans la nuit ; 6oo grammes de sérum. 22, la malade a un
peu vomi ; elle a bien mangé (un bifteck, un œuf à la coque),
deux lavements nutritifs, 6oo grammes de sérum. 23, la malade a
craché un peu ; 2 lavements nutritifs, un bifteck, un œuf, pas
de sérum.

3o *juillet,* la malade ne vomit plus, l'état général se relève petit
à petit, mais les digestions sont toujours difficiles et laborieuses.

1o *août.* Rien à signaler, l'état général s'améliore de !plus en
plus. La malade a grand appétit, s'alimente beaucoup et ne vomit
pas. Néanmoins elle se plaint que les digestions sont un peu laborieuses, et elle ressent toujours une sensation de barre au niveau
de l'estomac. Selles régulières. Encore un lavement nutritif par
jour et deux œufs. .

OBSERVATION IV

Pr J. HOCHENEGG. *Wiener Klinische Wochenschrift,* 26 *mai* 1898.

Un cas d'estomac en sablier guéri.par gastro-anastomose.

L...., 25 ans, vint à Vienne, parce qu'il n'avait pu trouver dans
son pays (Zara) aucun soulagement au mal dont il souffrait et parce
qu'il remarquait une décroissance constante de ses forces.

Les anamnestiques apprirent qu'il appartenait à une famille
parfaitement saine. Ses parents, ainsi que ses huit frères et sœurs,
sont vivants, en bonne santé et robustes. Bien que le patient n'ait
jamais été sérieusement malade et qu'il n'ait même pas eu les maladies habituelles de l'enfance, il se rappelle cependant de ses premières années qu'il avait de fréquents vomissements, mais que

néanmoins il avait toujours bon appétit et qu'il s'est bien porté et normalement développé jusqu'à sa quinzième année.

Il y a 10 ans apparurent les premiers symptômes fonctionnels d'une maladie de l'estomac. Ces symptômes consistaient en une sensation d'oppression au creux épigastrique, des nausées et de fréquents vomissements, qui suivaient presque toujours immédiatement les repas. Cet état durait ordinairement quelques semaines, quelquefois un ou deux mois, puis s'améliorait brusquement et alternait avec des périodes de bien-être parfait.

Avec le temps la santé du malade se détériora constamment, mais très lentement ; les intervalles de bonne santé devinrent de plus en plus courts, et les crises de douleurs dans la région de l'estomac et de vomissements de plus en plus fréquentes et de plus en plus longues.

Dans les trois dernières années les vomissements se répétèrent jusqu'à 2 et 3 fois par semaine, et le malade put constater dans les matières rendues des aliments qu'il avait ingérés 4 à 5 jours auparavant. Jamais cependant il n'y remarqua de sang ni de bile. Un symptôme plus pénible encore pour le malade était une soif constante, qui le forçait à absorber des quantités de liquide véritablement colossales (jusqu'à 10 litres par jour). Le malade remarqua de lui-même que la quantité de ses urines n'était pas en rapport avec la quantité d'eau absorbée, et qu'elle n'augmentait pas sensiblement.

Comme on prescrivait au malade (pour son catarrhe d'estomac) de faire beaucoup d'exercice, il s'était accoutumé à toutes sortes de sports, et il pouvait encore il y a 3 ans parcourir sans interruption 25 kilomètres à la rame, sans en éprouver de fatigue particulière. Son poids était alors de 69 kilogrammes.

Depuis 3 ans aggravation constante de tous les symptômes : le malade maigrit, s'affaiblit de plus en plus et souffre d'une oppression permanente dans le ventre.

Depuis un an il vomit tous les jours. Chaque vomissement est suivi d'un court soulagement.

Pour provoquer à son gré des vomissements qu'il avait reconnu

être son unique moyen de soulagement, le malade avait coutume
d'absorber rapidement et à la suite 5 litres d'eau, qu'il se forçait
ensuite à rendre par des moyens artificiels. Après s'être lavé l'estomac de cette façon primitive, le malade se sentait mieux pour
peu de temps. Dans les derniers temps, il y eut des jours où le
malade dut utiliser ce procédé jusqu'à trois fois pour rendre son
état à peu près supportable.

Le malade souhaite ardemment d'être opéré, car il sent lui-
même qu'il est perdu si l'on n'intervient pas, et il reconnaît qu'il
ne pourra supporter plus longtemps les douleurs dont il souffre
actuellement.

Il entre à l'hôpital de la Polyclinique universelle le 16 février
1898.

Il présente un amaigrissement parvenu au plus haut degré. Cet
homme de 25 ans, d'une taille de $1^m,67$, ne pèse que 43 kilogrammes. Si j'ajoute que son ossature est développée d'une manière
remarquablement puissante, l'état des parties molles sera encore
plus frappant. Le malade se sent faible et indolent, il n'est bien
qu'au lit.

On constata d'abord une dilatation d'estomac tout à fait extra-
ordinaire. Quand le malade avait bu, toute la paroi abdominale
antérieure, jusqu'au pubis en bas et jusqu'aux flancs de chaque
côté, était occupée par l'estomac distendu et clapotant. Quand il
était debout, on percevait depuis la symphyse jusqu'à l'ombilic de
la sonorité tympanique ; et de même dans les deux flancs, lorsqu'il
était au lit et couché de côté. Même par la plus minutieuse palpation on ne pouvait arriver à découvrir, que l'estomac fût plein
ou qu'il fût artificiellement vidé, une tumeur ou une résistance
qui se serait développée au pylore, qu'il soit normal ou abaissé et
disloqué.

Le cœur, les poumons, les reins sont sains. Il y a de la constipation ; le rectum et l'S iliaque sont remplis de scybales petites et
très dures, qui sont évacuées de temps en temps par des lavements.

D'après ces constatations, je diagnostiquai une énorme dilatation d'estomac, et je crus pouvoir admettre que cette dilatation avait très vraisemblablement pour cause une sténose cicatricielle de la région du pylore.

Je supposai donc que le malade avait eu avant sa quinzième année un ulcère dont il aurait guéri et que les douleurs et les symptômes constatés par la suite étaient dûs à la dilatation causée par la sténose.

Pour donner au malade la possibilité de se reposer des fatigues du voyage, je fis faire tous les jours des lavages d'estomac, et je prescrivis une alimentation exclusivement liquide (lait, œufs, etc.). Je dus d'abord laisser de côté les lavements alimentaires à cause des matières accumulées dans le rectum.

Je dois constater déjà que lors de ces lavages d'estomac, que le malade intelligent supportait patiemment, aucune manifestation particulière n'apparut relativement à l'écoulement des liquides introduits ou à la forme prise par l'estomac après son remplissage.

Bien que le patient ne prît qu'une alimentation liquide, la plus grande partie de ces aliments se retrouvait chaque fois, cinq heures après l'absorption, dans l'eau du lavage, d'où je conclus à une sténose très étroite ainsi qu'à une atonie presque complète de la tunique musculaire de l'estomac.

Le 23 février, opération sous anesthésie. Elle donna lieu aux constatations suivantes :

Après l'ouverture de la cavité abdominale par une incision allant de l'appendice xiphoïde à l'ombilic, la cavité abdominale apparut occupée seulement par l'estomac, ou du moins je ne vis d'abord que lui. Pour me renseigner complètement sur l'état du pylore, je dus dégager en partie l'estomac de la cavité abdominale comme une poche de kyste ovarique vidé par une ponction, et l'attirer fortement vers la gauche ; j'obtins ainsi un aspect tel que le présente la gravure ci-contre prise au cours de l'opération. L'estomac apparut séparé en deux parties par un sillon profond s'étendant de la grande à la petite courbure et correspondant à peu près au tiers de sa longueur à partir du pylore ; un rétrécissement à parois épaisses, présentant la largeur du petit doigt tout au plus et une longueur de 3 centimètres constituait l'unique communication entre la poche cardiaque extrêmement dilatée et la poche pylorique du volume de deux poings environ, ballonnée et à parois minces.

Les deux portions d'inégales dimensions étaient recouvertes au niveau du rétrécissement et en avant de membranes minces et transparentes, après l'ablation desquelles l'image apparut plus nettement encore.

Je vis clairement que j'avais affaire à ce qu'on appelle un estomac en sablier (Je reviendrai plus tard sur quelques détails anatomiques intéressants).

Pour remédier à cet état, j'avais à ma disposition les moyens suivants déjà connus et expérimentés :

1° Résection du rétrécissement avec suture consécutive, où naturellement la nouvelle communication formée aurait dû être suffisamment large ;

2° Un procédé analogue à la pyloroplastie pour sténose du pylore de Mikulicz et Heinecke, c'est-à-dire incision longitudinale et suture transversale ;

3° L'opération appelée gastro-anastomose, tentée pour la première fois par Wölfler et qui consiste à laisser subsister le rétrécissement et à pratiquer immédiatement au-dessous une anastomose suffisamment large entre la poche cardiaque et la poche pylorique.

Bien que je fusse porté à pratiquer la résection du rétrécissement, en vue de recherches anatomiques ultérieures, je n'osai cependant pas employer ce procédé, de peur que l'estomac si fortement dilaté ne dût à la moindre absorption compromettre la solidité de la suture par des tiraillements. J'aurais dû aussi, à cause de l'étroitesse du rétrécissement, pratiquer sa résection loin dans les poches cardiaque et pylorique, ce qui aurait rendu de nouveau nécessaire une dissection minutieuse des deux côtés.

Le procédé de Heinecke-Mikulicz apparaissait d'une exécution plus simple. Mais contre ce procédé s'élevait cette considération qu'il eût été difficile d'obtenir ainsi une communication suffisamment large.

Aussi je me décidai à entreprendre la gastro-anastomose,

Je procédai donc d'une manière absolument analogue à celle de Wölfler. J'incisai d'abord sur environ 4 centimètres de longueur, immédiatement au-dessous de l'étranglement, la séreuse et la musculaire, suivant une ligne verticale, sur les poches cardiaque et pylorique, et je les réunis par une suture. Il était aisé ainsi, lors de l'incision de la muqueuse, de maintenir réunies les deux portions de l'estomac à anastomoser et d'empêcher ainsi partout l'issue du contenu de l'estomac. Après incision de la muqueuse des deux côtés, on suture exactement les deux muqueuses, et ensuite on réunit en avant par une suture les tuniques musculaires et séreuses. L'anastomose ainsi produite était largement suffisante pour assurer l'évacuation de la poche cardiaque dans la pylorique.

Suture ordinaire de la paroi abdominale. . . . .

Les suites opératoires furent très bonnes. Les vomissements ne se sont plus reproduits ; les douleurs ont presque complètement disparu. Comme nourriture, on donna le premier et le second jour du lait glacé à volonté ; le troisième jour, comme cette boisson froide déplaisait au malade, du lait tiède ; le quatrième jour, du lait et du potage aux œufs. A partir de ce moment, de la soupe, de la viande hachée en quantités assez considérables. Dès le sixième jour le malade put se lever et je le trouvai hors de son lit, jouant aux cartes avec un malade de sa salle. Le dixième jour, le malade quitta l'hôpital, sans ma permission du reste, « parce qu'il voulait employer le reste de son congé à visiter Vienne. » A partir de ce moment il mangea et but comme une personne bien portante ; déjà pendant son traitement, il avait augmenté de 4 kilogrammes. Il avait recouvré son tempérament vif d'homme du sud ; il se fiait entièrement à ce tempérament et paraissait avoir complètement oublié son mal passé ; il considérait désormais comme tout à fait superflus les conseils des médecins. La soif dont il souffrait avait complètement disparu.

Le 11 mars 1898 je pus présenter le malade complètement guéri à la Société médicale ; le jour suivant le malade repartit pour son pays, d'où il m'a écrit qu'il se portait complètement bien et qu'il avait pu reprendre son travail.

Ce cas, d'après Hochenegg, appartient à la variété congénitale : le manque absolu d'adhérences aux organes du voisinage, la localisation typique du rétrécissement à l'union de l'antre pylorique et de la cavité gastrique proprement dite, plaident, dit-il, manifestement en faveur de cette hypothèse. Aussi comprend-on pourquoi le patient a eu de si fréquents vomissements dans son enfance. Le canal faisant communiquer les deux portions de l'estomac devait être primitivement plus large, il s'est rétréci peu à peu et progressivement, et à la fin, il présenta une étroitesse telle que les aliments liquides pouvaient seuls passer. L'hypertrophie de la tunique musculaire de la poche cardiaque vint plus tard, et elle compensa pendant longtemps la sténose ; plus tard encore apparut la dilatation, de laquelle résulta un second obstacle mécanique.

Il existait sur la paroi antérieure de la poche cardiaque, faisant suite au rétrécissement, un épaississement des fibres musculaires longitudinales ; il est clair que ce faisceau avait pour rôle d'aider puissamment à l'évacuation de la poche cardiaque et de rapprocher la grande courbure de l'orifice de communication ; un semblable épaississement des fibres longitudinales existait dans le cas de Saake, mais à la paroi postérieure de l'estomac.

Observation V

Salvatore Catellani (*Riforma medica*, 26 janvier 1899).

D. R..., 34 ans, fermière, mariée, de Saint-Georges, entre à la clinique le 15 juillet 1898.

Rien de particulier dans son hérédité. Réglée à 15 ans toujours régulièrement comme époques et comme quantité, mariée à 26 ans, 3 grossesses à terme avec accouchements et suites de couches normaux ; le dernier, il y a 7 mois.

La maladie actuelle commença il y a 4 mois par de fortes douleurs à l'épigastre une demi-heure après chaque repas, qui duraient 3 à 4 heures, et s'irradiaient à la colonne vertébrale.

Jamais de vomissements. Depuis 2 mois, la malade a remarqué la présence d'une tuméfaction, grosse comme une noix, dure, douloureuse à la pression juste au-dessous de l'arc costal gauche, sur la ligne parasternale.

Cette tuméfaction va en augmentant un peu et les douleurs dans cette région sont devenues persistantes, et plus intenses après les repas. Divers traitements médicaux ayant été tentés en vain, la malade entre à la clinique. Je note un dépérissement général durant ces mois de maladie.

Il y a de la constipation ; les mictions sont régulières, les urines normales.

Examen objectif. — Femme très dépérie, peau de couleur jaune sale, muqueuses visibles pâles, musculature atrophiée, pannicule adipeux peu épais. L'examen de la tête, du cou, du thorax, des membres inférieurs et supérieurs est négatif.

Le ventre est difficile à examiner, la palpation douloureuse au niveau de l'épigastre et du quart supérieur gauche de l'abdomen. A deux travers de doigt sous l'arc costal, sur la ligne parasternale gauche prolongée, la palpation fait sentir une tuméfaction mal limitée, de consistance dure, fibreuse, et douloureuse à la pression. La limite inférieure de l'estomac se trouve à deux doigts au-dessous de l'ombilic.

L'épreuve du salol fait apparaître l'acide salicylique dans les urines deux heures après son ingestion. Avec le repas d'épreuves on ne trouve pas de résidus alimentaires après 6 heures. On ne perçoit pas de clapotage.

Les données manquent pour formuler un diagnostic, mais on soupçonne qu'il doit s'agir d'une affection gastrique, et on se décide à pratiquer une laparotomie exploratrice.

Opération. — J'ouvre la cavité abdominale par une incision médiane allant de l'appendice xiphoïde à l'ombilic et je constate l'adhérence de l'estomac avec la paroi abdominale antérieure à trois travers de doigt au-dessous de l'arc costal, le long de la ligne parasternale gauche prolongée.

Cette adhérence offre les dimensions d'une pièce de 5 centimes, elle est dure, fibreuse, et a sur la paroi gastrique des prolongements qui arrivent en haut jusqu'à la petite courbure, en bas jusqu'à la grande. Ces prolongements, par une rétraction rapide, ont déterminé une notable diminution de calibre de la portion de l'estomac où ils se sont développés et ont presque divisé cet organe en 2 poches, dont la supérieure a un volume deux fois plus grand que l'inférieure, et qui communiquent largement entre elles.

Après avoir détaché avec peine de la séreuse pariétale la portion de l'estomac adhérente, je suture la perte de substance restée sur la paroi abdominale, puis, après avoir régularisé la surface cruentée de la paroi stomacale, je l'invagine par une suture d'Apolito pratiquée parallèlement au grand axe de l'estomac. Je pratique ensuite la gastro-entérostomie postérieure rétrocôlique, en Y, par le procédé de Roux qui consiste, comme on le sait, dans l'incision transversale du jéjunum à 15, 20, 30 centimètres du muscle suspenseur du duodénum ou ligament de Treitz, et dans la greffe du bout inférieur dans la paroi postérieure de l'estomac (gastro-jéjunostomie), en faisant au préalable une boutonnière dans le mésocôlon transverse et une suture des bords de celle-ci à l'estomac de façon à en laisser découverte une bonne portion, et dans l'entéroentérostomie entre le bout supérieur et la partie restante du jéjunum (jéjuno-jéjunostomie) à 12 ou 15 centimètres de la gastroentérostomie pratiquée.

J'usai 2 boutons de Murphy n° 4 et je pratiquai, après avoir appliqué les boutons, une suture circulaire continue séro-séreuse. Dans le cas particulier, j'exécutai la gastro-jéjunostomie dans la poche cardiaque au voisinage du rétrécissement et dans le point le plus déclive.

L'opération dura 45 minutes.

Les suites furent très bonnes, toujours apyrétiques. Le 3ᵉ jour je commençai l'alimentation par la bouche, mais le lait n'étant pas toléré, la malade prit seulement des œufs, du bouillon et du Marsala.

Le 8ᵉ jour, j'enlève les fils ; guérison par première intention ; un bouton est rendu le 9ᵉ jour, l'autre 2 mois après, alors que la malade était rentrée chez elle déjà depuis longtemps.

17 jours après l'opération, la malade quitte la Clinique, pouvant manger avec modération même des aliments solides, sans qu'ils provoquent de douleurs. Les renseignements fournis récemment par le médecin du pays confirment la persistance de la guérison, quoique la malade se nourrisse journellement de grandes quantités de polenta.

OBSERVATION VI

M. CHAPUT. *Estomac biloculaire. Gastro-anastomose.*

V... H., âgée de 25 ans, entrée le 18 juillet 1898 à l'hôpital Tenon ; passe à la salle Delessert le 3 août.

Antécédents héréditaires. — Mère morte de cirrhose, père mort de bronchite chronique. Ni frère, ni sœur.

Antécédents personnels. — Scarlatine à 10 ans sans complications. Réglée à 13 ans, régulièrement. Bonne santé habituelle.

Le début de la maladie actuelle remonte à 4 ans. A cette époque, la malade, qui jusque-là mangeait et digérait bien, commence à ressentir des fringales, des maux d'estomac ; les douleurs, vagues et peu localisées, reviennent toutes les deux heures environ et sont calmées par l'absorption d'aliments. Au bout d'un an, un point douloureux épigastrique survient ; la malade consulte alors un médecin. Le régime lacté est prescrit et deux mois après les douleurs ont en partie disparu, et la malade se remet à manger. Bientôt les douleurs réapparaissent, elles se localisent au creux épigastrique, où la pression réveille une douleur vive : la malade

ne peut plus porter de corset. Les douleurs, calmées par le régime
lacté, durent ainsi jusqu'au mois de décembre 1897 : à partir de
cette époque, les aliments et le lait même sont mal tolérés, leur
passage dans l'estomac détermine une sensation de brûlure, der-
rière le sternum et au creux épigastrique. Puis surviennent des
vomissements 3 ou 4 heures après les repas, ils se font en plusieurs
fois, et leur rejet provoque un goût aigre à la gorge. Depuis l'ingestion des aliments jusqu'à leur rejet, la malade ressent une sensation de pesanteur au niveau de l'estomac. Aussitôt après les
vomissements, les douleurs changent, elles causent une sensation
de constriction et de brûlure au niveau du creux épigastrique ;
elles durent continuellement et sont sujettes à exaspérations. La
malade ne mange plus, maigrit ; elle se remet au régime lacté
jusqu'au mois de mars 1898. Aucune amélioration ne survient, les
douleurs persistent, l'état général devient mauvais, la malade doit
s'aliter. Brusquement apparaissent des vomissements de sang ; le
sang rendu est noirâtre, sa quantité évaluée à un demi-litre environ ; ces vomissements qui ont commencé le matin à jeun durent
environ trois jours, pendant lesquels les douleurs épigastriques
sont un peu calmées. De nouveau, la malade se met au lait, à l'eau
de Vals et à la glace ; une amélioration sensible se produit. Au
mois de juin dernier, se sentant mieux, elle essaie de manger ;
cette tentative ne réussit pas et de nouvelles douleurs apparaissent
au creux épigastrique. Le sommeil, qui jusque-là était possible
dans toutes les positions, devient impossible sur le côté droit ; la
malade est obligée de se coucher et de rester sur le côté gauche.

Les 13, 14, 15 et 16 juillet surviennent de nouvelles hématémèses ; du sang rouge, vermeil est mêlé au sang noirâtre ; la quantité rendue est d'un demi-litre environ. Le lait n'est plus toléré,
il est vomi aussitôt après l'ingestion. Douleurs épigastriques vives,
spontanément et à la pression. Ni diarrhée ni constipation. Etat
général médiocre.

La malade entre à l'hôpital Tenon le 18 juillet dans le service
de M. Béclère. Le régime lacté exclusif est prescrit.

Comme il ne survient pas d'amélioration, la malade passe dans le service de M. Chaput, le 3 août ; elle est du reste la première à réclamer une intervention.

Actuellement, l'état général est médiocre. La malade est pâle et très maigre ; elle pèse 71 livres. Le ventre a conservé sa coloration normale, mais il est très déprimé, flasque, on n'y relève aucune saillie ni tuméfaction anormale. A la percussion, l'estomac ne paraît pas dilaté, il descend à trois travers de doigt au-dessous du rebord des fausses côtes, la sonorité en est normale. On ne détermine aucun bruit de clapotage. Pas de point douloureux dans l'hypocondre gauche. Par la palpation et la pression, on réveille deux points douloureux : l'un au creux épigastrique, bien limité et de la grandeur d'une pièce de 5 francs ; l'autre à droite de la ligne médiane, à environ 3 centimètres d'elle, et à 2 travers de doigt au-dessous du rebord des fausses côtes ; à ce niveau, on ressent un peu de gargouillement. Pas de ganglions. Pas de fièvre. Ni constipation ni diarrhée. On fait le diagnostic d'ulcère de l'estomac avec sténose cicatricielle du pylore, et on décide l'intervention.

Opération le 5 août. — Anesthésie par l'éther, puis par le chloroforme.

Laparotomie médiane sus ombilicale. On découvre un estomac biloculaire. La poche supérieure se perd sous les fausses côtes, la poche inférieure mesure environ 10 centimètres de longueur sur 8 de hauteur. Le rétrécissement, occupé par des adhérences, est peu épais ; il mesure, aplati, 2 centimètres de haut. La coprostase est fait au moyen de fils de soie et de pinces. On anastomose entre elles les deux poches avec le bouton de Chaput (n° 3); deux bourses, pas de sutures complémentaires. En raison de la forme du rétrécissement et des poches, M. Chaput croit qu'on se trouve en présence d'un cas congénital.

Les suites opératoires sont bonnes, complètement apyrétiques. Le 2ᵉ jour, bouillon, jus de viande ; le 4ᵉ jour, œufs et potages ; le 5ᵉ jour, côtelette, vin blanc et Bagnols. La malade est autorisée à manger ce qu'elle veut ; son alimentation se compose principalement de poulet et de côtelettes. Les douleurs et les vomissements ont complètement disparu. Le 19 août, la malade a augmenté de 12 livres, elle pèse 83 livres ; le 29 août, elle pèse 90 livres. Elle sort en bon état le 5 septembre.

Elle est revue vers le 15 octobre, et pèse à cette époque 100 livres.

Bientôt elle recommence à souffrir et rentre à l'hôpital le 12 janvier 1899.

(Estomac biloculaire. Ulcère. Perforation gastrique avec adhérence à la paroi. Excision de l'ulcère).

Très améliorée après l'opération ; les vomissements n'ont pas réapparu ; la malade a augmenté de poids rapidement. Jusqu'en octobre, l'état fut très bon et la guérison semblait définitive, lorsqu'elle ressentit des douleurs vagues dans l'hypocondre gauche. Elle revint dans le service, où on lui appliqua au niveau de la région douloureuse quelques pointes de feu qui ne la soulagèrent qu'une journée. Les douleurs continuèrent, très supportables et sans caractère particulier, jusque vers la fin du mois dernier, où vinrent se greffer sur elles des exacerbations très aiguës et à caractères précis. Elles apparaissent en effet brusquement tous les jours à la même heure (4 heures du soir) et se répètent à intervalles très rapprochés (toutes les 5 minutes environ). Elles durent jusqu'à 10 heures du soir pour reparaître dans la nuit. Elles cessent le matin. Elles donnent à la malade la sensation de morsure, s'irradient quelquefois dans le dos, « la malade est comme transpercée » ; parfois elles sont assez vives pour couper la respiration.

Le siège de la douleur est très précis, la malade le désigne très exactement ; il est dans l'hypocondre gauche, sous les fausses côtes, à trois travers de doigt de la ligne médiane (où existe la cicatrice de l'opération antérieure), à la hauteur de l'extrémité antérieure de la 10e côte. C'est en ce point que la malade s'est aperçue depuis 3 jours de l'existence d'une petite tumeur, que l'on sent en effet, elle est dure, environ du volume d'une noix ; on ne peut la délimiter exactement ni dire si elle est mobile sur le plan profond, les plans superficiels le sont sur elle, elle n'appartient manifestement pas à la paroi ; la pression à son niveau est douloureuse. Peut-être est-elle constituée par le bouton qui n'a pas été rendu? Peut-être encore est-elle due à des adhérences causées par un processus inflammatoire ?

14 *janvier.* — Anesthésie par l'éther, puis par le chloroforme. Laparotomie médiane. Bonne réunion au niveau de l'incision primitive.

Adhérences considérables entre l'estomac et la paroi abdominale jusqu'à la ligne médiane ; les adhérences augmentent vers la gauche jusqu'à un point maximum de la largeur d'une pièce de 5 francs, où l'estomac fait corps avec la paroi avec perforation certaine, ce point siège vers le bord externe du droit sur une horizontale située à égale distance de l'appendice xiphoïde et de l'ombilic.

On ne trouve plus la forme biloculaire. L'estomac est désinséré de la paroi à petits coups de ciseaux, on trouve alors une perforation large environ comme une pièce de 10 centimes. Excision large des bords de l'ulcère ; on a alors une plaie mesurant environ 6 centimètres de diamètre. La surface muqueuse est d'un rouge écarlate, très enflammée dans toute son étendue. Exploration des deux poches avec le doigt et une grande pince courbe: le bouton n'est pas trouvé ; il a sans doute été expulsé à l'insu de la malade.

Il existe une petite poche pylorique mesurant environ 10 centimètres de diamètre; on trouve l'orifice pylorique souple, presque béant, admettant facilement l'index.

L'orifice de communication créé par la gastro-anastomose est très large, il admet environ 3 doigts, il est très souple.

La poche cardiaque est très volumineuse et très profonde, on ne peut l'explorer complètement avec toute la longueur de l'index.

Suture de la plaie à 2 étages continus.

Paroi: catguts chromiques séparés. Peau, catgut non chromique fin.

Suites opératoires bonnes, apyrétiques. Mais la malade, ressentant les mêmes douleurs qu'avant l'opération, est mise au régime lacté ; le 4ᵉ jour, les douleurs ayant augmenté, lait coupé avec de l'eau de Vichy, sous-nitrate de bismuth.

Le régime lacté est maintenu pendant deux mois ; puis permission de prendre deux potages par jour.

La malade quitte l'hôpital le 15 mars. Rentrée chez elle, elle reprend son alimentation habituelle, et boit du vin blanc. 110 livres vers la fin de mars, avec des vêtements d'hiver.

Elle est revue le 4 juin, elle pèse 104 livres ; elle va aussi bien que possible, mange avec appétit des aliments divers, elle peut même boire du vin rouge ; les digestions sont bonnes. La seule chose à noter, c'est qu'elle souffre parfois encore un peu de l'hypocondre gauche.

M. Ménétrier a bien voulu examiner le fragment de la paroi stomacale excisée ; voici la note qu'il a eu l'extrême obligeance de nous remettre à ce sujet :

Le fragment présente en coupe les lésions suivantes :

La paroi gastrique est légèrement épaissie dans sa totalité, cet épaississement tenant plus spécialement à la muqueuse et à la sous-muqueuse, cette dernière étant du reste formée de tissu conjonctif lâche, adulte et sans apparence inflammatoire.

La muqueuse, légèrement plus épaisse que normalement, est à sa surface entièrement dépourvue de revêtement épithélial cylindrique muqueux, qui manque aussi au niveau de l'orifice des glandes gastriques. Dans la portion superficielle de la muqueuse, le tissu conjonctif interglandulaire est épaissi, comprime et rétrécit les orifices des glandes ; il renferme une proportion assez notable de cellules migratrices et d'assez rares capillaires sanguins remplis de globules rouges. Ces lésions du tissu interstitiel de la muqueuse restent limitées à la surface, tandis que dans la profondeur, entre les culs-de-sac glandulaires et au niveau de la musculaire muqueuse, ce tissu paraît absolument normal.

Les glandes gastriques rectilignes, parallèles, séparées seulement par de minces tractus conjonctifs, sans leucocytes émigrés, appartiennent toutes au type des glandes peptiques. Elles sont, presque jusqu'à leur abouchement à la surface de la muqueuse, tapissées d'un épithélium peptique, semblable à celui des culs-de-sac. Ce revêtement épithélial est régulier, et formé de cellules petites, cubiques, colorées en bleu pâle par l'hématoxyline (cellules principales) à un seul noyau rond, et de cellules volumineuses, ovoïdes ou polyédriques, à un, deux ou trois noyaux, et fixant électivement l'aurantia et l'éosine (cellules de bordure), les premières prédominant dans la portion la plus profonde du cul-de-sac, les secondes plus abondantes dans la région moyenne de la glande et vers son embouchure ; les unes et les autres formant un revêtement régulier et ne présentant aucune apparence de dégénérescence.

Ces lésions sont en somme celles d'une gastrite irritative superficielle, chronique ou subaiguë ; l'action inflammatoire prédominante à la surface de la muqueuse y est marquée par les phénomènes de diapédèse qui s'y rencontrent ; et les glandes, très abondamment pourvues d'éléments sécréteurs, indiquent un état d'incitation fonctionnelle particulièrement active.

OBSERVATION VII

M. MARION

F. B..., âgée de 41 ans, entrée à l'Hôtel-Dieu, salle Notre-Dame, lit n° 20, le 13 mars 1899.

La malade entre à l'hôpital pour des troubles gastriques datant de 9 ans, au début simples pesanteurs et difficultés de la digestion ; il y a 6 ans apparaissent des vomissements à certains moments. Les douleurs sont plus vives. Dans les vomissements il y a eu quelquefois, mais très rarement, des filets de sang ; jamais de véritable hématémèse.

A cette époque la malade a été soignée pour un ulcère de l'estomac, et mise au lait et à l'eau de Vichy ; amélioration.

Mais il y a 4 ans, les douleurs ont reparu plus vives et ont persisté, avec des phases d'amélioration de courte durée. Le régime lacté auquel la malade s'est mise à plusieurs reprises, ne l'a jamais améliorée que passagèrement. Voyant que tous les traitements médicaux sont sans effet, d'accord avec son médecin, elle vient demander une intervention.

Voici ce que nous constatons :

Malade maigre, mais encore en état de santé satisfaisant. L'exploration du creux épigastrique réveille une douleur et permet de sentir une masse assez superficielle, qu'on croit être formée par des adhérences. Vomissements et douleurs à chaque repas. Envoyée à M. Dieulafoy, la malade reste dans son service un certain temps et est soignée sans amélioration par le lait et les lavages d'estomac. On pense à des adhérences consécutives soit à un ulcère, soit simplement à une gastrite hyperchlorhydrique. Mais, comme il ne se produit aucune amélioration, l'opération est décidée.

Opération le 14 mars, par M. Marion.

Laparotomie médiane entre l'appendice xiphoïde et l'ombilic. L'estomac apparaît immédiatement très dilaté dans sa portion gauche. La grande courbure est attirée vers la petite par une masse, qui va de la petite à la grande courbure, prenant la face antérieure de l'organe ; et se prolonge vers le pylore. A droite de cette masse existe une autre portion saine, mais dilatée, de l'estomac. La petite courbure est très diminuée de longueur, le pylore est attiré vers le cardia. Pas d'adhérences. Ganglions nombreux et assez volumineux.

Je décide une gastro-entérostomie, étant donné que s'il s'agit d'un ulcère cicatrisé elle sera suffisante, et que, dans le cas de cancer, il serait bien possible d'extirper la masse, mais non les ganglions, qui ne sont peut-être que des ganglions enflammés.

Gastro-entérostomie par le procédé de von Hacker, transmésocôlique, sans difficulté. Un seul incident à noter : on avait recommandé à la malade de ne rien prendre la veille et cependant son estomac était absolument plein, d'où inondation du champ opératoire, heureusement bien protégé.

La gastro-entérostomie porte sur la portion gauche dilatée. Fermeture de la paroi avec drainage.

Guillemot.

6

Suites très simples. Le drainage est retiré le 2ᵉ jour. Pas de vomissements, pas de douleurs.

Le 2ᵉ jour, on commence l'alimentation par le lait, le 8ᵉ jour, l'alimentation solide.

La malade continue à ne plus souffrir et à ne plus vomir du tout. Elle sort le 5 avril, absolument enchantée du résultat.

Revue le 8 juin, elle a beaucoup engraissé, a toujours bon appétit, digère bien. On peut donc espérer être en présence de simples épaississements inflammatoires ou cicatriciels.

M. Roux (*Congrès de chirurgie,* Paris, 1898).

Avant de passer aux gastro-entérostomies, je veux mentionner le résultat fonctionnel merveilleux obtenu chez deux malades atteintes de rétrécissement maximum sur le milieu environ de l'estomac, rétrécissement représenté à l'extérieur par un cordon gros comme le doigt et long de 2 centimètres chez l'une des malades, de 6 à 7 centimètres chez l'autre. L'estomac était dans les deux cas séparé en deux poches, dont la prépylorique représentait environ les 2/5, l'autre les 3/5.

Une incision de 10 centimètres sur la face antérieure de chacune des poches avec suture à trois plans, sans se préocuper du goulot pathologique laissé tel quel (Wölfler) a donné immédiatement un résultat fonctionnel excellent. La dernière malade surtout, qui souffrait le martyre depuis 25 ans, croit n'avoir plus d'estomac.

XXVIIIᵉ Congrès allemand de chirurgie, Berlin, avril 1899.
M. von Eiselsberg

J'ai opéré 7 cas d'estomac biloculaire, dont 4 se rapportant à des sujets atteints d'ulcérations récentes. Dans le premier, je pratiquai la gastro-anastomose de Wölfler au moyen de deux incisions longitudinales ; la malade succomba à une péritonite. La deuxième opération, gastroplastie, fut couronnée de succès ; mais une intervention analogue échoua dans les deux autres cas d'ulcère récent. Quant aux trois individus porteurs de cicatrices anciennes, sans ulcération coexistante, ils ont tous guéri. Les deux premiers ont subi la gastroplastie ; et, chez la troisième malade, après deux gastroplasties suivies de récidive, j'ai fait la gastro-anastomose avec deux incisions verticales.

. . . .

Quant au traitement, je considère comme opération de choix la simple gastro-entérostomie postérieure établie sur la première poche ; dans les cas où cette opération est difficile à réaliser, on pourra recourir à la gastro-anastomose. La gastroplastie est à déconseiller, attendu qu'elle ne met pas à l'abri des récidives.

CONCLUSIONS

I. — L'estomac biloculaire est un rétrécissement permanent de la portion moyenne de l'estomac, qu'il faut séparer des biloculations temporaires, physiologiques ou pathologiques.

II. — Il y a deux variétés d'estomacs biloculaires : les estomacs biloculaires congénitaux et les estomacs biloculaires acquis.

III. — Les estomacs biloculaires acquis, les plus fréquents, sont dus, dans la très grande majorité des cas, à la cicatrisation d'un ulcère. Les estomacs biloculaires congénitaux sont dus sans doute à une anomalie de régression ou à un arrêt de développement.

IV. — On peut distinguer deux périodes dans la symptomatologie de l'estomac biloculaire (au moins pour la variété acquise) : une première période, où l'on rencontre les symptômes des gastrites ulcéreuses, une deuxième période caractérisée par des signes de sténose gastrique.

L'estomac congénital peut ne donner lieu à aucun symptôme, si le rétrécissement est peu serré, et s'il n'y a pas de complications inflammatoires.

V. — L'insufflation de l'estomac est le seul procédé d'exploration pratique qui permette, actuellement et dans certains cas, d'affirmer le diagnostic d'estomac biloculaire.

VI. — Le pronostic de l'estomac biloculaire est très grave, presque fatal avec les seules ressources du traitement médical, si le rétrécissement est assez prononcé pour déterminer de la stase.

VII. — Le traitement chirurgical est le seul curatif. La gastroplastie est à rejeter. Deux opérations sont bonnes, la gastro-anastomose et la gastro-entérostomie. La gastro-anastomose sera réservée aux cas où la poche cardiaque sera trop petite. La gastro-entérostomie, antérieure ou postérieure, suivant la préférence du chirurgien, est l'opération de choix : elle remédie au rétrécissement et est curative de l'ulcère.

INDEX BIBLIOGRAPHIQUE [1]

Bouveret. — Traité des maladies de l'estomac, 1893.

Schmidt-Monnard. — Ueber Sanduhrmagen. *Münch. medicin. Wochenschr.*, 1893, n° 19 (in *Thèse* Marion).

Chabrié. — De l'estomac biloculaire. *Thèse*, Toulouse, 1894.

Von Eiselsberg. — *Arch. f. klin. Chir. von Langenbeck*, 1895 (in *Thèse* Marion).

Hirsch. — Ueber Sanduhrmagen. *Virchow's Arch.*, 1895, Bd CXL.

Hofmeister. — Du traitement chirurgical de l'ulcère de l'estomac. *Berliner klin. Wochenschr.*, 1895 (in *Thèse* Marion).

Wölfler. — Ueber die Gastro-anastomose beim Sanduhrmagen. *Beiträge zur klin. Chir.*, 1895, Bd XIII (in *Thèse* Marion).

Doyen. — Traitement chirurgical des affections de l'estomac et du duodénum. Paris, 1895.

Bouveret. — Sur le diagnostic de l'estomac biloculaire par l'insufflation. *Lyon médical*, 2 février 1896.

Watson. — Hour-glass stomach due to cicatrization of gastric ulcer. *Boston med. and surg. Journal*, 2 avril 1896 (in *Thèse* Marion).

---

(1) Nous ne citons pas dans cet index les observations anatomiques ; on en trouvera un grand nombre dans la thèse de M. Perret. Le travail de M. Catellani renferme des indications bibliographiques nombreuses, anciennes pour la plupart.

Perret. — L'estomac biloculaire. Causes. Diagnostic. Traitement. *Thèse*, Lyon, 1896.

Jaboulay. — *Archives provinciales de chirurgie*, oct. 1896 (in *Thèse* Marion).

Langenbuch. — *Berliner klin. Wochenschr.*, 1896 (in *Thèse* Perret).

Lauenstein. — Ein Fall von Sanduhrmagen, operativ behandelt nach Wölfler. *Münchener medicin. Wochenschr.*, 1896, n° 21 (in *Thèse* Perret).

Marion. — De l'intervention chirurgicale dans le cours et les suites de l'ulcère simple de l'estomac. *Thèse*, Paris, 1897.

Von Eiselsberg. — Zur Casuistik der Resectionen und Enteroanastomosen am Magen und Darmoanale. *Arch. f. klin. Chir.*, 1897, LIV, 3.

Jaworski. — Ueber die Bestimmung der Lage und Grenzen des Magens durch Combination der neuersten Untersuchungsmethoden. *Wiener mediz. Presse*, 19 déc. 1897.

Sievers. — Finska läkar. Handlingar, avril 1898.

Keen. — The surgery of the stomach. *Philadelphia med. Journal*, 1898, t. I.

Hochenegg. — Ein Fall von Sanduhrmagen, geheilt durch Gastroanastomose. *Wiener klin. Wochenschr.*, 26 mai 1898.

Carle e Fantino. — Contributo alla Patologia e Chirurgia dello stomaco. *Il Policlinico*, Rome, 15 juillet 1898.

Roux. — Congrès de chirurgie. Paris, oct. 1898.

Catellani. — Stomaco a clepsidra e sua cura chirurgica. *Riforma medica*, janvier 1899, n°ˢ 19, 20 et 21.

Von Eiselsberg. — XXVIIIᵉ congrès allemand de chirurgie. Berlin, avril 1899.

Terrier et Hartmann. — Chirurgie de l'estomac. Paris, 1899.

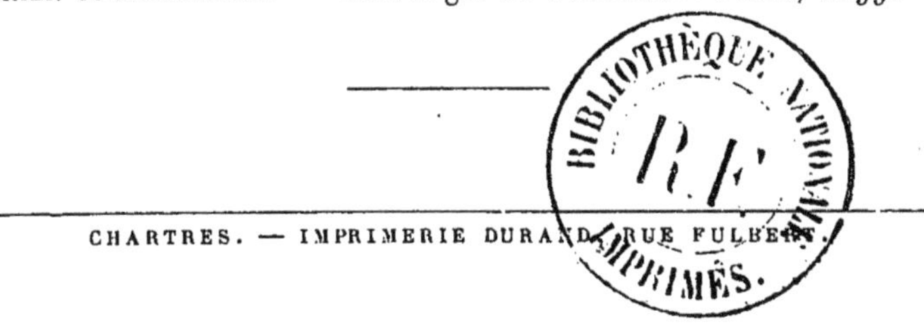

CHARTRES. — IMPRIMERIE DURAND, RUE FULBERT.

CHARTRES. — IMPRIMERIE DURAND, RUE FULBERT.

9 782019 268329